「寝たきり」「要介護」に
ならない！
しあわせな老後は、

足の“貯筋”で決まる

編著

森山善文 Yoshifumi Moriyama

医療法人偕行会本部 透析運動療
医療法人偕行会 名古屋共立病院 リ
インドネシア国立ハサヌディ
健康運動指導

足の筋力アップ！ 1分エクササイズ

Gakken

Contents

▶二次元コードで再生できる動画付き！

1. “貯筋”への第1歩　血管若返りストレッチ

2. 貯筋のための“1分筋トレ”▶

3. チューブを使ったスロートレーニング＆レジスタンストレーニング▶

4. 1分ラクラク“ながら体操”

“貯筋（ちょきん）”で幸福な人生を！
～健康のうちに寿命を全うするということ

男性で8年間，女性で12年間．この数字は何を示しているかわかるでしょうか？

これは，健康寿命（健康で自立できる年齢）と平均寿命の差です．つまり，**寿命を全うする前に自立できなくなる期間**がこれだけあるのです．

人は誰しも，たとえば自身のパートナーや子どもに迷惑をかけない，いわゆる「ピンピンコロリ」を理想としているのではないでしょうか．しかしながら現実はそうもいきません．病気にならない人は残念ながらいませんし，加齢による何らかの不調もあるでしょう．この寿命を迎えるまでの8年間，12年間をどうすれば健康に自立して過ごすことができるでしょうか？

その１つの答えは「**筋力**」です．加齢によって筋力は必ず衰えていきますが，「筋力」はいくつになっても鍛えることもできますし，それを維持していくこともできるのです．

これを私は「**貯筋**（ちょきん）」と言っています．いくら「貯金」があっても，それを幸せに使うため，残すためには，健康を維持するための「貯筋」が必要です．

現在の医療の進歩は言うまでもなく日進月歩で進化しています．新しい治療方法もどんどん出てきています．しかし大きな問題は，「こうした医療の進歩に身体が追いついていかない」という現状です．つまり「**治療に耐えうる筋肉が足りていない**」ということです．筋力があれば，病気になっても共存しながら治療を受けて，健康に寿命を全うしていけるのです．

ボディビルダーのような全身の筋肉は不要です．「**老化は足から**」と言われるように，本書では何よりも「**足の筋肉**」に注目します．足は「立つ」「歩く」「座る」といったヒトにとって自立にもっとも重要な部位なのです．

「**たった1分**」「**誰でも・どこででもできる**」を軸に，日常生活のなかで取り入れられて，最大の効果を上げられる足の筋力トレーニングをお教えします．

蓄えられる今のうちに「**足の貯筋**」を一緒にしていきましょう！

森山善文

“足の貯筋”が必要なワケ

みなさんは「**サルコペニア**」「**ロコモティブシンドローム**」「**フレイル**」という言葉を聞いたことはあるでしょうか？

かんたんに言うと，

- サルコペニアとは「加齢とともに筋肉量と身体機能が低下する」こと
- ロコモティブシンドロームとは「運動器の障害により歩行，日常生活に支障をきたす．転倒・骨折リスクが高まる」こと
- フレイルとは「虚弱・1人で外出したり身の回りのことをするのがむずかしくなる」こと

です．

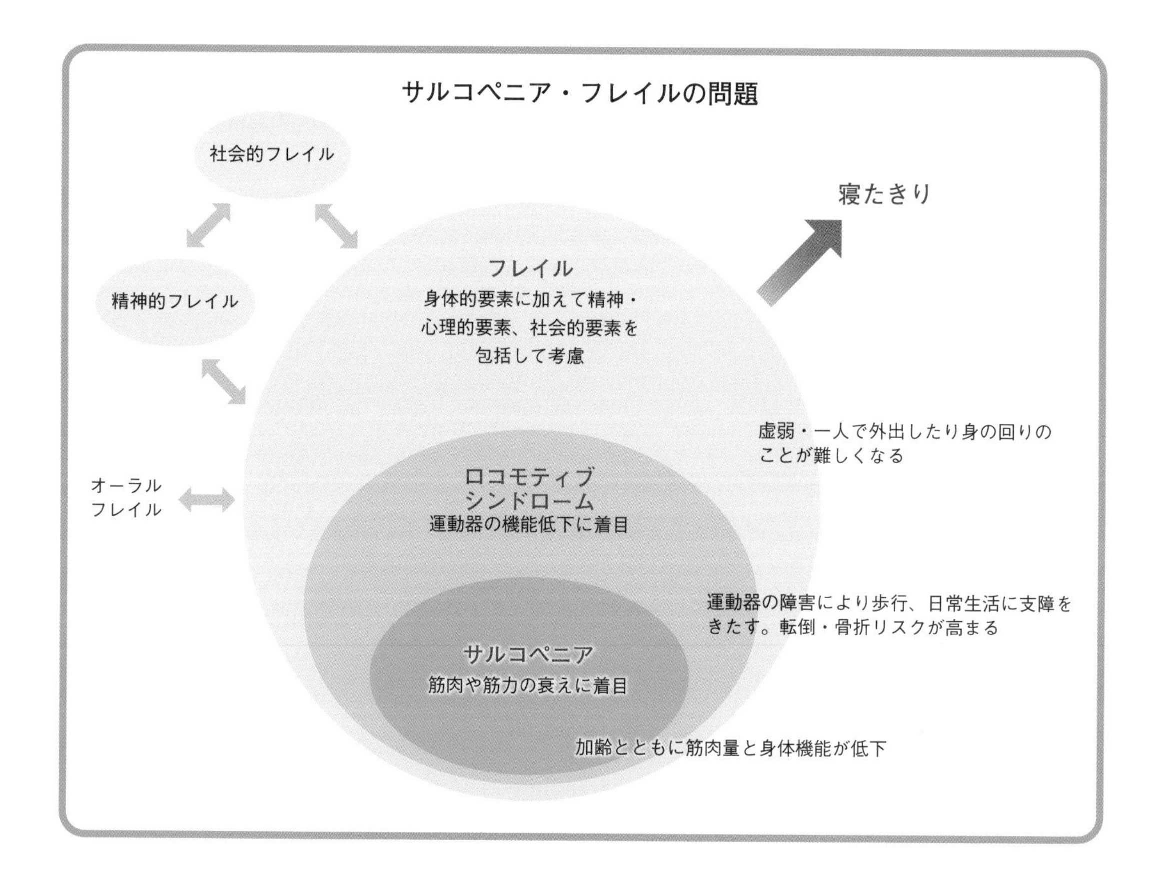

筋肉・筋力が衰える「サルコペニア」➡歩行などの運動ができなくなる「ロコモティブシンドローム」➡一人で自立がむずかしくなる「フレイル」➡そして「寝たきり」になる，というよくない流れです．

そうなると，まずは「サルコペニアを予防して，フレイルにならない状態をつくる」ことが最優先ですね！

ちなみに、**筋肉量は死亡リスクにも大きな影響**があります。下の図はサルコペニアと死亡リスクの関係を示したものです。

◆サルコペニアと死亡リスク

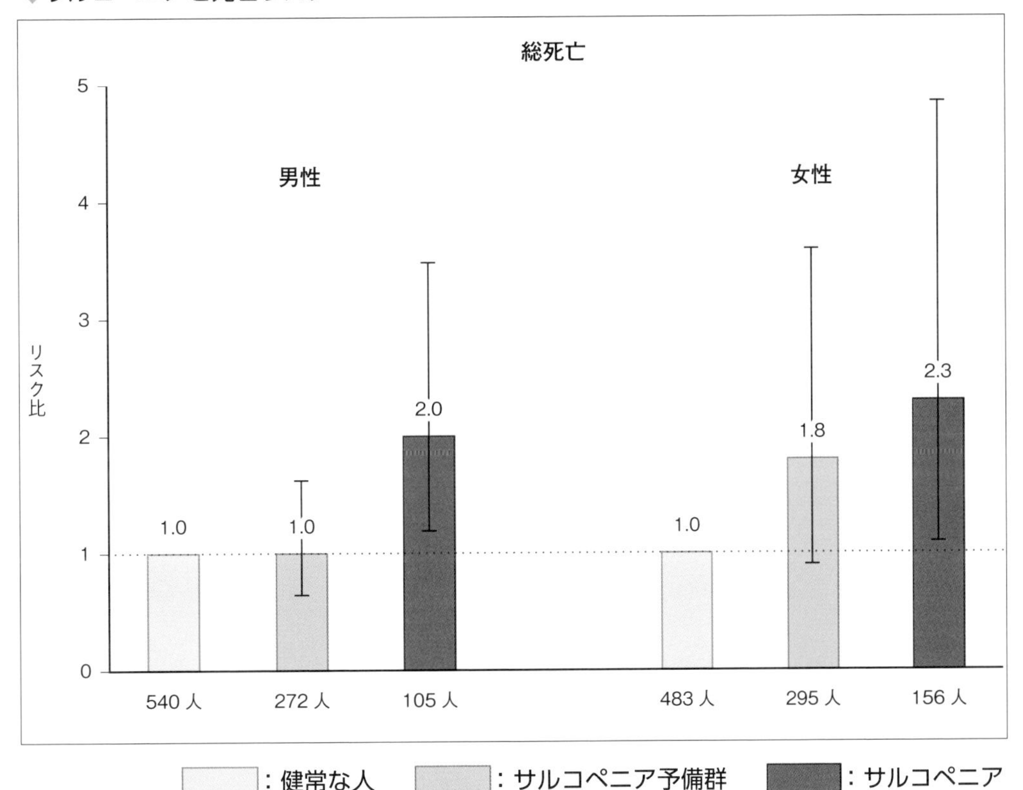

東京都健康長寿医療センター研究所 プレスリリース
「日本人高齢者のサルコペニアの有病率、関連因子、死亡・要介護化リスクを解明」より

サルコペニアの人は健常な人と比べると，何とリスクが２倍以上にもなるのです．

もうすこし，フレイルを学んでいきましょう．

フレイルとは，わかりやすくいうと「高齢に伴う心身の虚弱状態」です．健康な状態と要支援や要介護の中間に位置するのがフレイルです．

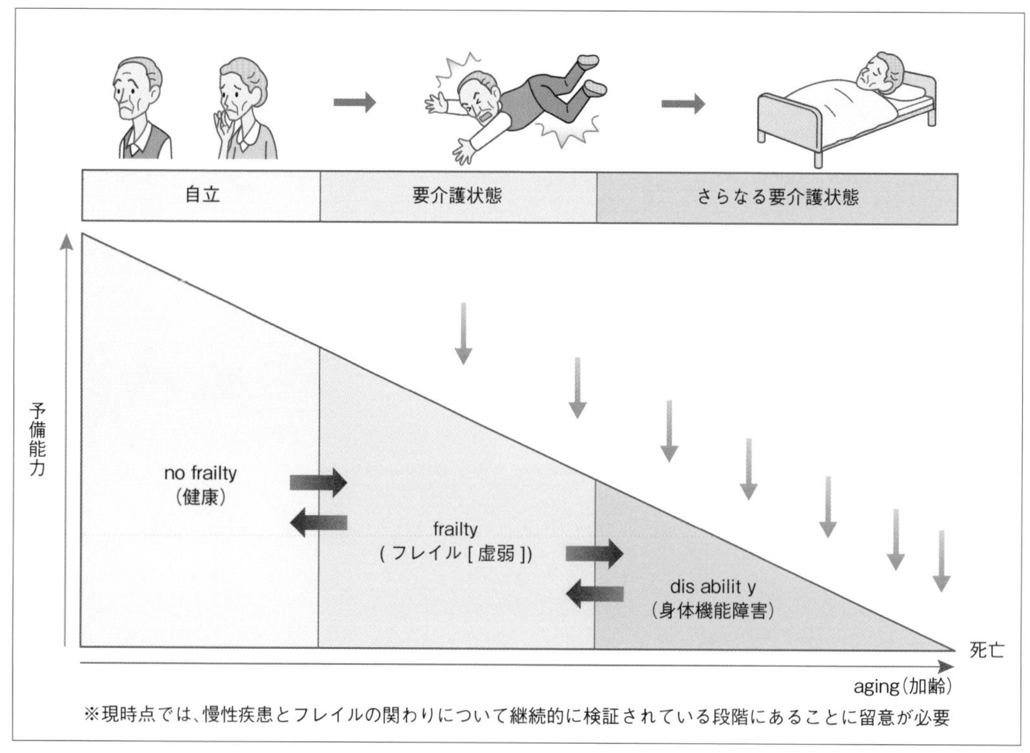

(第27回社会保障ワーキング・グループ厚生労働省提出資料2-2-4をもとに作成)

健康な状態からフレイルを経て，**“要支援”**や**“要介護”**になります．

重要なのは「フレイルの状態になっていないか」，また「なる可能性はあるか」をまずは意識してみることです．p.11に自分でフレイルかどうかを確認できるチェックリストを示しましたので，ぜひやってみてください！

加齢に伴い減りやすい筋肉は「足の筋肉」

ここで，フレイルにならないためには「足の筋肉」がなぜ重要なのか，ということをもう少し説明していきましょう．

年齢を重ねていくと全身の筋肉量は，減っていきます．さらに「老化は足から」という言葉もあるように，**とくに減りやすい筋肉が「足の筋肉」**なのです．下のグラフを見てみてください．

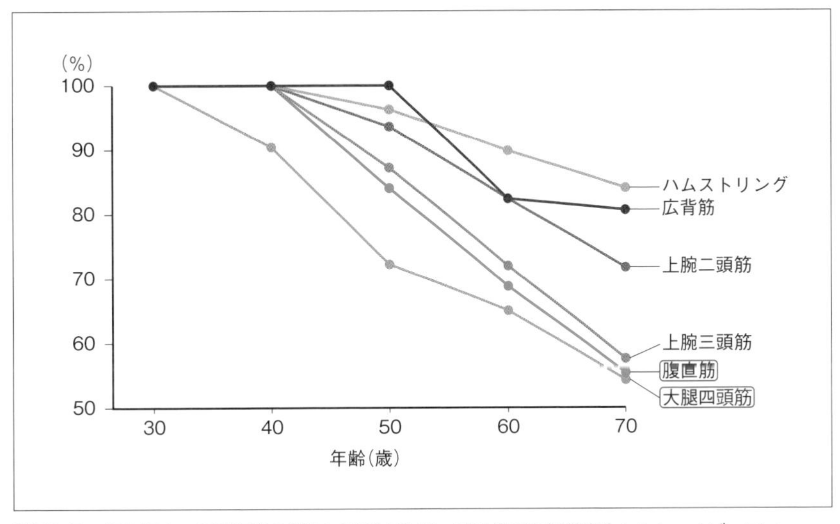

船橋和男，福永行夫：運動実践の筋力に及ぼす効果．筋骨格系の加齢変化とトレーナビッティー．JJsprisscience，651：65，1995.

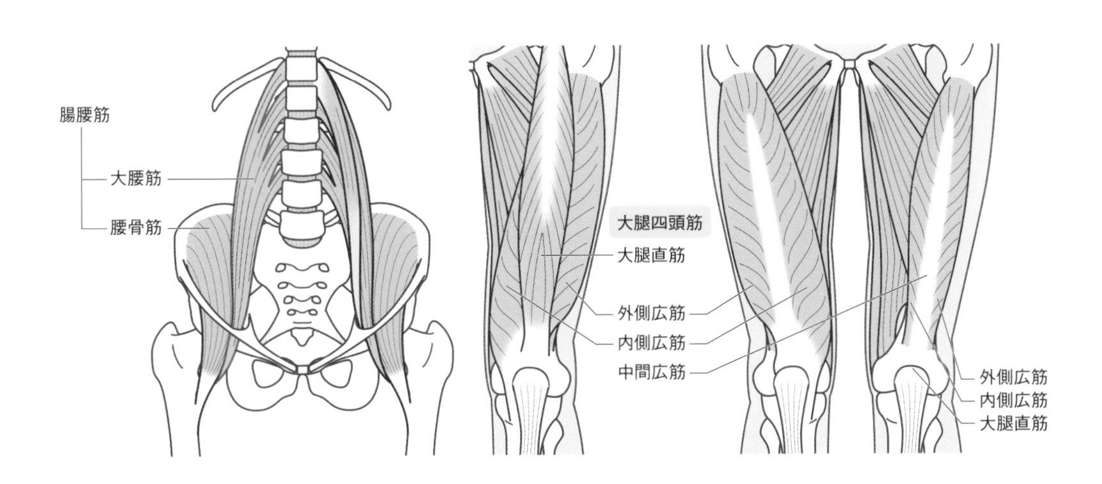

一気に筋肉量が減っているのが「**大腿四頭筋**」ですね．また，このグラフ(p.9)では示されていませんが，上半身と下半身をつなぐ唯一の筋肉である「**腸腰筋**」も，加齢に伴い減りやすい筋肉と言われます．つまり，この「大腿四頭筋」「腸腰筋」にターゲットをおいた運動が重要なのです．

フレイルになる前段階のロコモティブシンドロームは，「運動器の障害により歩行，日常生活に支障をきたす．転倒・骨折リスクが高まる」とあることからも，いかに日常生活に必要不可欠なのは「足の筋肉」ということがあらためてわかりますね！

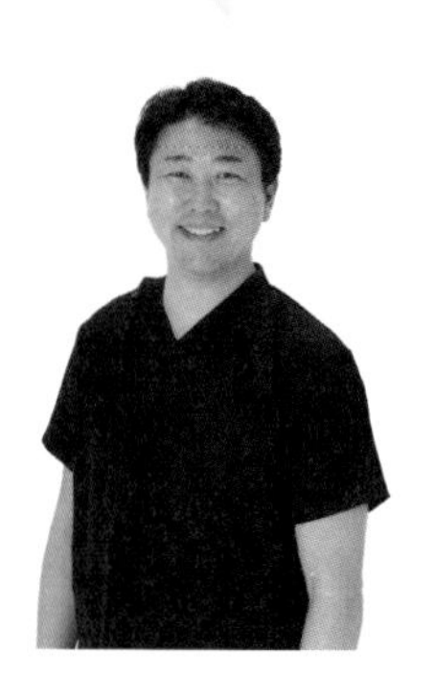

参考　自分でやってみましょう！　フレイルチェック

自分がフレイルかどうか，またフレイルになりつつあるかを，自分自身でチェックできる「簡易フレイルインデックス」というものがあります．

- **６か月間で２kg以上の体重減少がありましたか？**
  はい→１点
- **以前に比べ歩く速度が遅くなってきたと思いますか？**
  はい→１点
- **ウォーキング等の運動を週に１回以上していますか？**
  いいえ→１点
- **５分前のことが思いだせますか？**
  いいえ→１点
- **（ここ２週間）わけもなく疲れたような感じがする**
  はい→１点

以上の合計点数が３点以上あった場合はフレイル，１～２点の場合はプレフレイル（フレイルになる危険がある）となります。０点であれば健常です．

Yamada M, et al : J Am Med Dir ASSOC, 2015 ; 16(11):1002, e7-11.

筋力アップの効果

筆者の施設でのデータでは，本書で紹介するエクササイズを6か月間継続したところ，下肢の筋力および歩行機能，バランス機能，立ち上がり動作の身体機能が有意に改善したという結果が出ました.

さらに，このような運動機能だけではなく，「**自分に自信がついた**（セルフエフィカシーの向上）」「**QOL（生活の質）の向上**」「**うつ傾向の改善**」「**睡眠の質向上**」「**食事がおいしくなった**」など，身体のみならず，精神的にも安定してきたり，充実してきたというデータも出ています.

また，筋肉量と認知機能（認知症）との関連性も示されている研究も

◆筋肉量と認知機能の関係

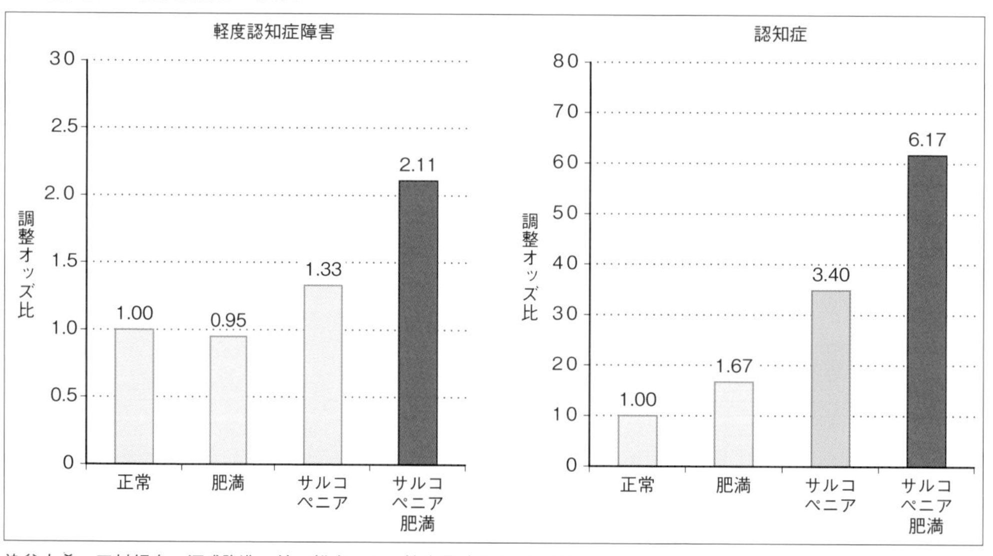

染谷由希、田村好史、河盛隆造、綿田裕孝ほか：筋肉量減少と認知機能の関係．Clinical Nutrition,2022.

「サルコペニア肥満」は，「正常」と比べて，**軽度認知機能障害のリスクが約2倍，認知症のリスクが約6倍**です．**さらに認知症では，「サルコペニア」だけでも「正常」の約3倍のリスク**があると示されています！

あります．

また，近年では**「運動と幸福度」**が密な関係にあることも研究で明らかになってきました．米ミシガン大学のウェイリン・チェン准教授（運動生理学）らが2019年3月に発表した研究によれば，少なくとも週に1回（もしくは1日に最低10分）運動している人は，まったくしていない人よりも明るい気持ちで生活しているという結果がでました[1]．

運動が幸福な効果をもたらすことは，運動量が少ない場合もみられています．週に1～2回しか運動しない人でも，まったくしない人よりずっと幸せを感じているとする研究もいくつかあり，1日たった10分の運動と明るい気分との相関関係を認めた研究も複数あります．

1）Zhanjia Zhang & Weiyun Chen:A Systematic Review of the Relationship Between Physical Activity and Happiness.Journal of Happiness Studies,vol.20,p.1305-1322,2019.

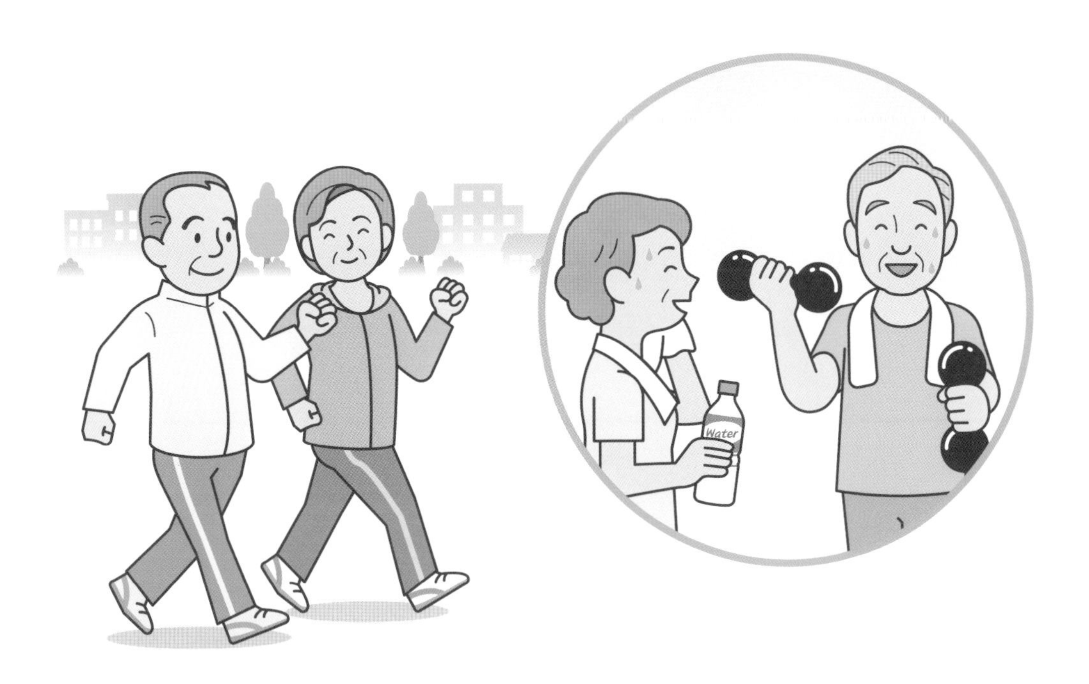

筋肉から分泌される万能ホルモン～マイオカイン

マイオカインとは，筋肉から分泌される生理活性物質（サイトカイン）のことで，近年，急速に研究が進んでいます．

マイオカインは**筋肉で分泌**され，**全身の臓器や組織の機能を調節している**ことがわかってきています．筋肉は「身体を支える」「身体を動かす」というだけではなく「**生命に必要な物質を作っている**」のです．

つまり，筋肉を鍛えることで，ただ筋力がつくということだけでなく，全身にさまざまな効果が得られるということです．

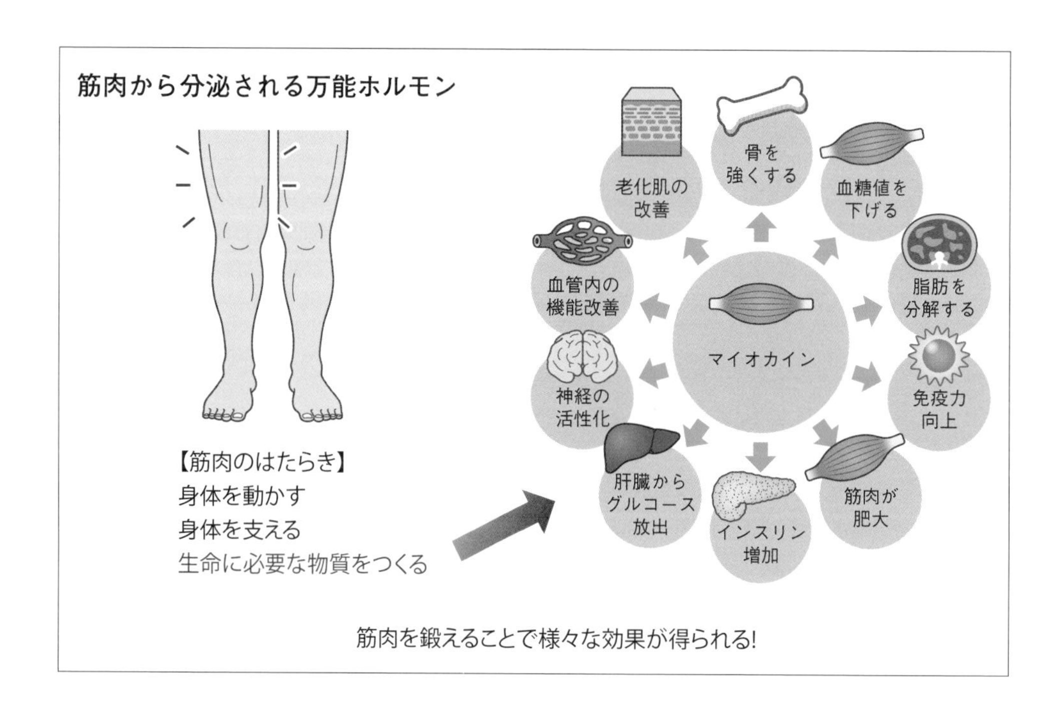

本書で紹介するエクササイズはどれも

- **時間がかからない運動**
- **運動が苦手でも，誰もができる運動**
- **疲れすぎない運動**
- **健康維持や体力向上の効果がすぐに得られる運動**
- **特別でない運動**

です．

「無理しない」「やり過ぎない」「ケガをしない」が長続きのコツですね！

ここからみなさんと一緒にやっていくエクササイズは，すべてする必要はありません．Part1～3までありますので，どれか1つ，自分に合うものを選んで，まずはそこから始めましょう！

ヒトの身体は，年齢を重ねてもしっかり筋肉はつきます．**筋肉はヒトを心身ともに若返らせます．**

最後まで健康に幸せに生きるための基本である「足の貯筋」をしっかりしていきましょう．

エクササイズは基本的にどれも１分程度でできるもので，きちんと効果が実感できるものです．

さっそく，気持ちをラクにして，気負わずに，ゆっくり，そしてしっかり“貯筋”していきましょう！

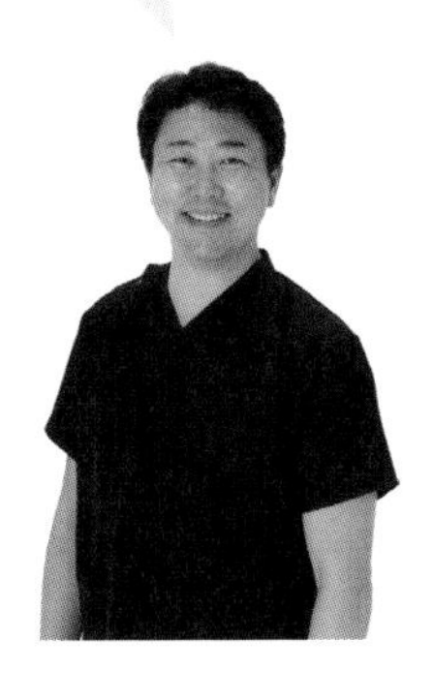

参考　全身の筋肉

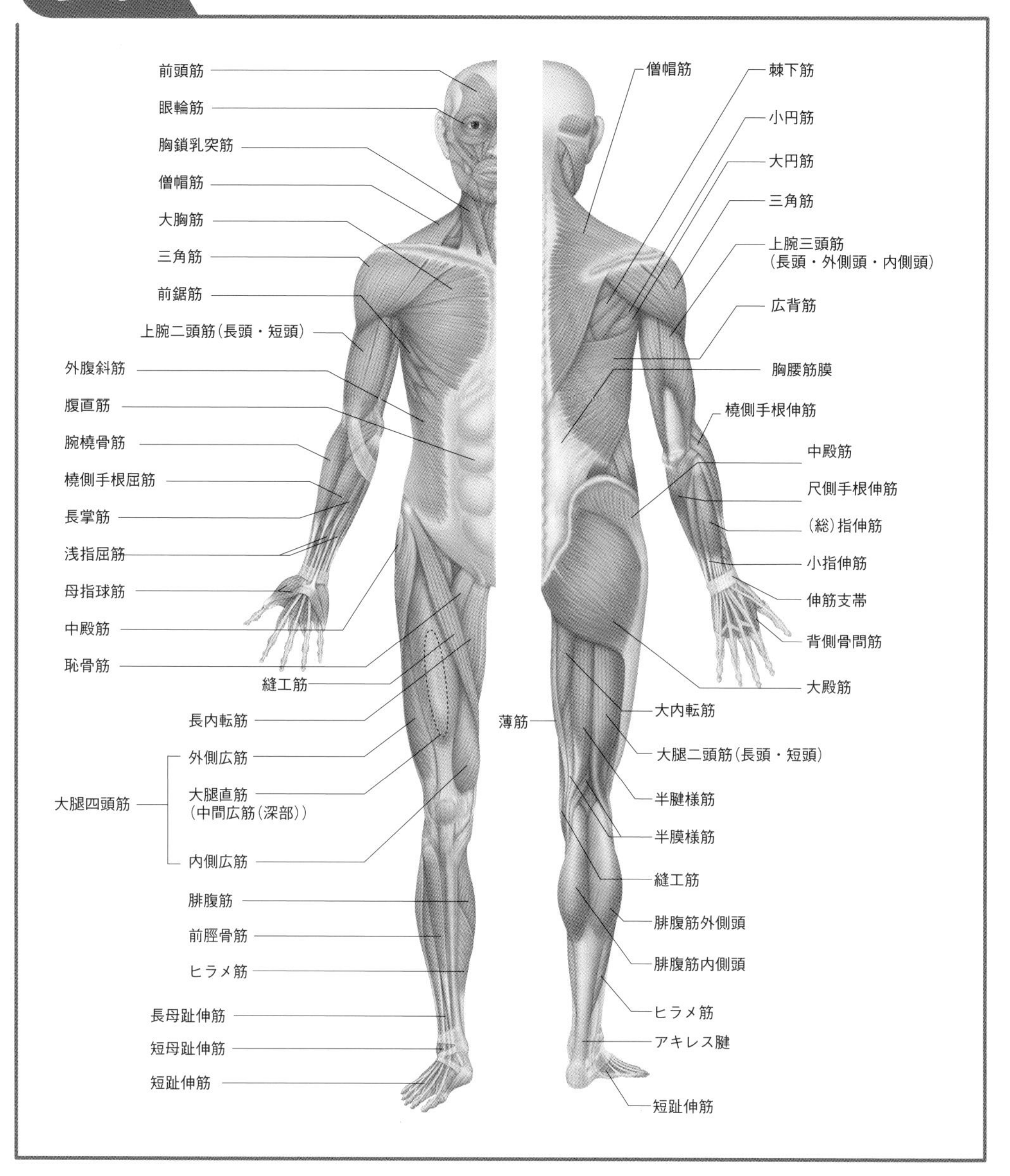

本書の目的は“足の貯筋”です．上のイラストでいうと，下半身の筋肉である大腿四頭筋（だいたいしとうきん），腸腰筋（ちょうようきん），中殿筋（ちゅうでんきん）に効果的なエクササイズ中心にを行います．

1. “貯筋”への第1歩 血管若返りストレッチ

何ごとも，始めるためには「準備」が必要ですね！　筋力をつけ，筋肉を貯める“貯筋”をしていくために行うのに，それでケガをしてしまっては元も子もありません．

ここでするストレッチは，ただの準備運動としてのストレッチではありません．ストレッチには**血管の柔軟性を高めるはたらき**があり，**全身の血管を若返らせる効果**があります．しかも，このストレッチはすべて寝ころがったままの体勢ですることができます．

ストレッチ後は，30分程度血管がやわらかくなる作用が続きます．

朝、起き上がる前に，夜，寝る前に，寝ころんでほんの数分でできるストレッチです．こまめにできるとより効果的です！

◆ストレッチの血管に対する急性効果

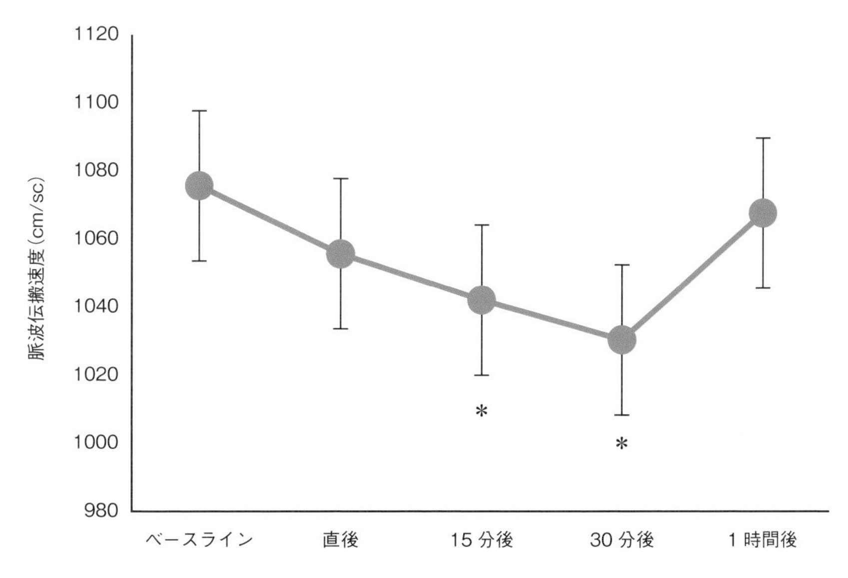

大和洋輔：動脈硬化の予防・改善を目的としたストレッチ運動プログラムの開発より引用

1 足関節のストレッチ

❶足首の曲げ伸ばし（足首の底背屈運動）

　はじめに足首の前後の屈伸運動です．ゆっくり背屈，底屈を繰り返します．

　伸ばしすぎると下肢つりを起こしやすくなるため，適度に伸びる程度にしておきましょう！

　ひざを伸ばし，かかとを床につけましょう．
　足首を前後に屈伸です．

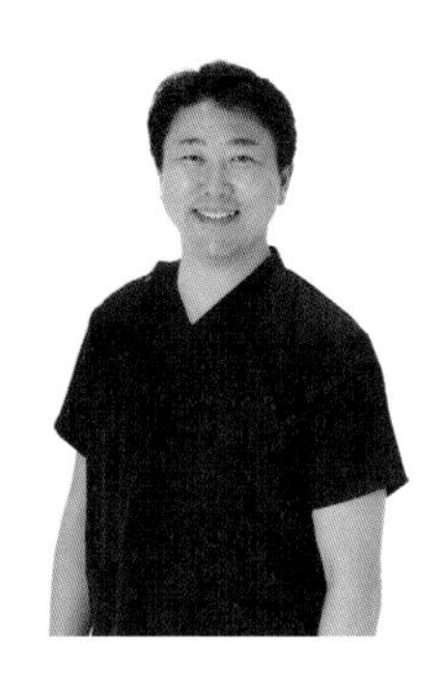

背屈
底屈
各10回

動画でも確認！

スマートフォンで
読み込み・再生！

お手持ちのスマートフォン，タブレット端末で二次元コードを読み取ると，それぞれのストレッチ，エクササイズの一連の流れの動画を視聴できます．ぜひ，視聴しながらやってみましょう！

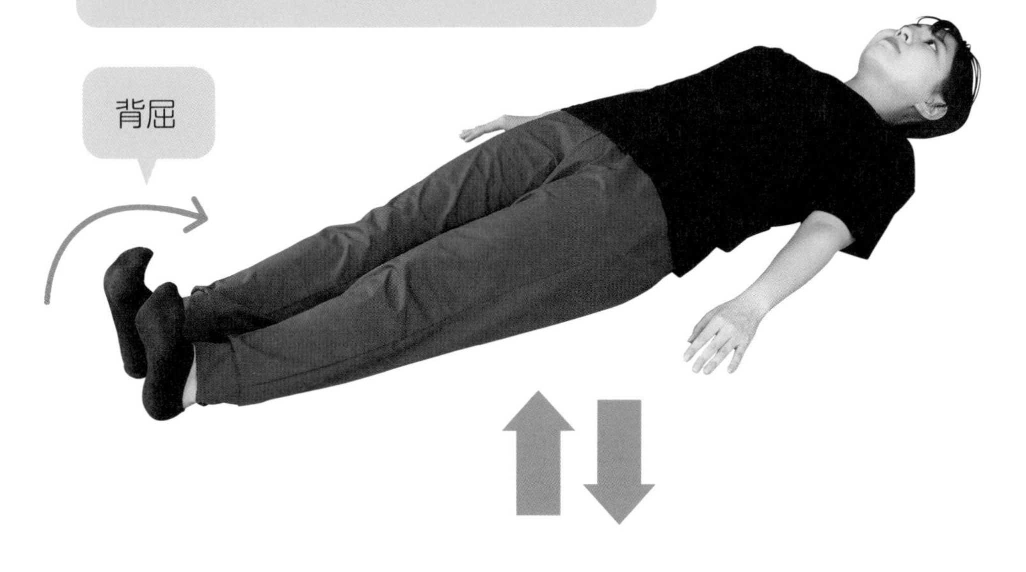
まずは背屈です.
足首を身体側に曲げていきましょう.
背屈

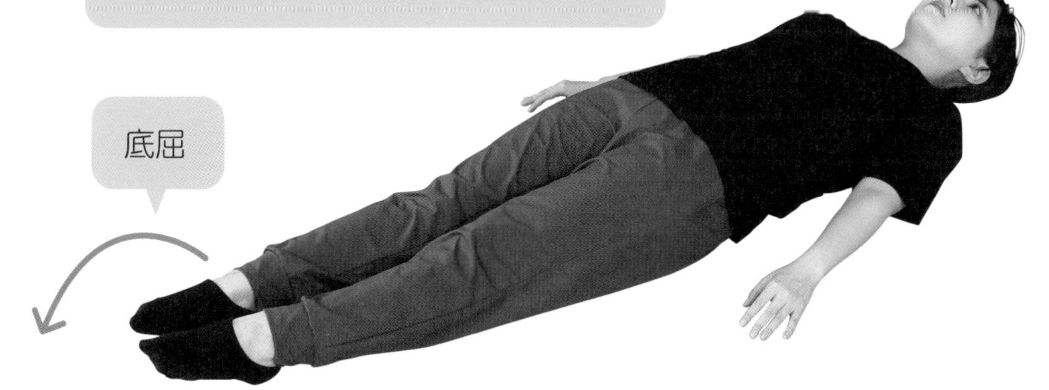
続いて底屈です.
足首を伸ばしていきましょう.
底屈

❷足首回し

つぎは，両足の足関節を大きく回していきましょう．足関節を外側に回し，続けて内側に回していきます．

これも外側，内側をそれぞれ10回ずつ行います．

ひざを伸ばし，かかとを床につけます．

最初は足首を外側に回していきましょう！

両足をそろえて行うのは意外にむずかしいです．

そのときは，片足ずつ行ってもOKです！

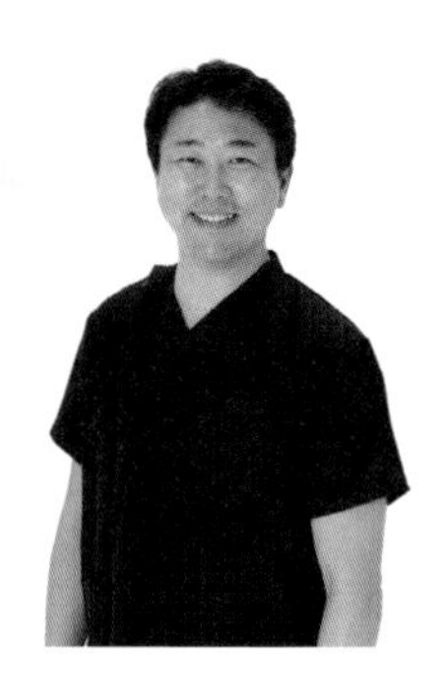

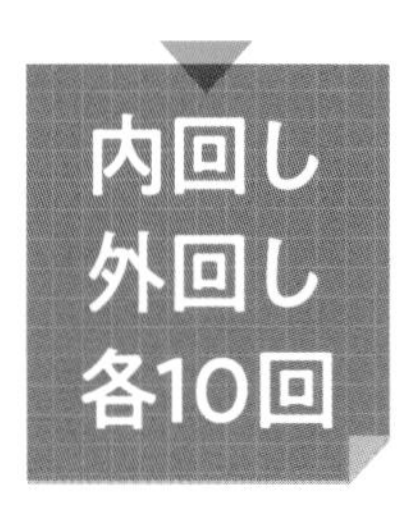

動画でも確認！

まずは外側に10回，回していきます。

POINT
ひざはまっすぐ伸ばす
つま先は外側へ

続いて，内側に10回，回していきます.

つま先は内側へ

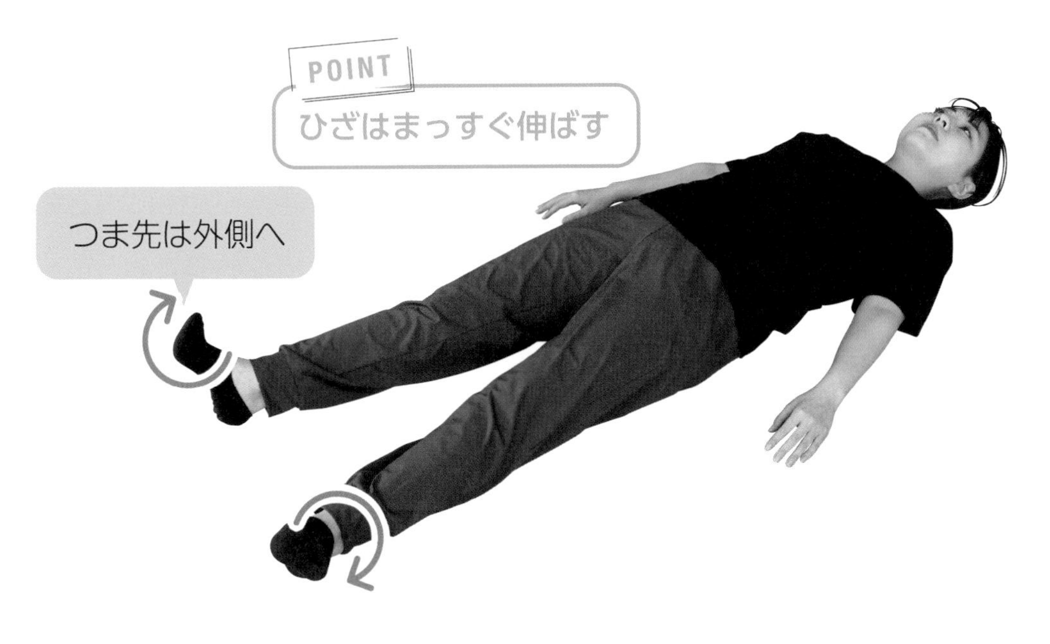

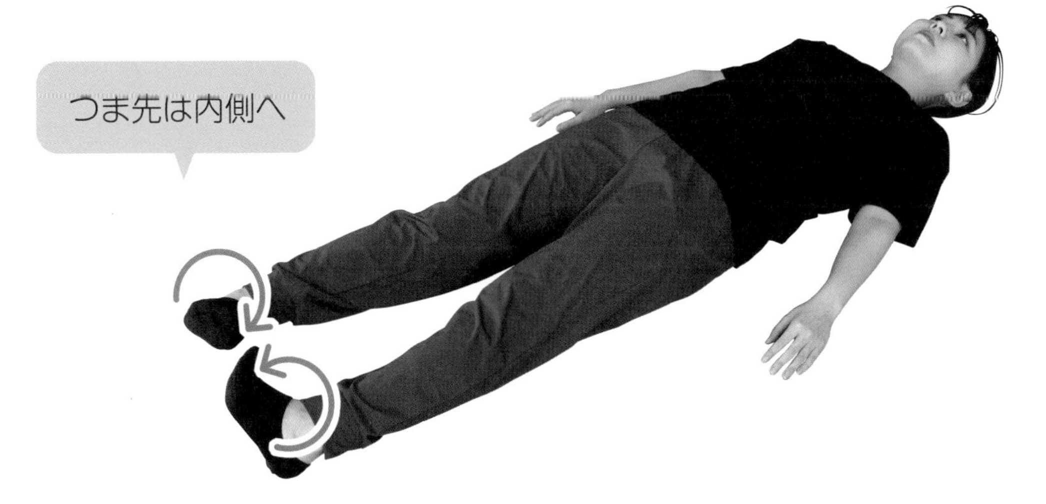

2 おしりのストレッチ

ひざの引き寄せ

両手で片側のひざをかかえるようにして，足を自分の胸(おなか)側に向かって引き寄せます．

おしりの筋肉が伸びていることが感じられたら，正しく行えている証拠です．

ひざを引き寄せたらそのまま状態で20秒程度ストップ！　20秒かぞえたらひざを元に戻して，同じように反対側のひざでも行います．

左右
各20秒
かぞえて
静止

動画でも確認！

足を伸ばして，片方のひざを曲げます．

そのまま，両手でひざをかかえるように引き寄せていきましょう！

引き寄せたら，そのままの姿勢をキープし，20秒かぞえます．

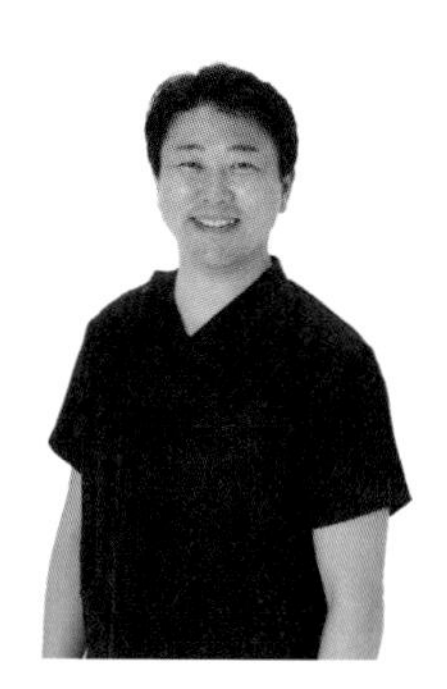

ひざを自分の胸(おなか)側に引き寄せます．引き寄せたらそのまま20秒キープ！

グッ
POINT
おしりの筋肉が伸びていることを感じましょう！

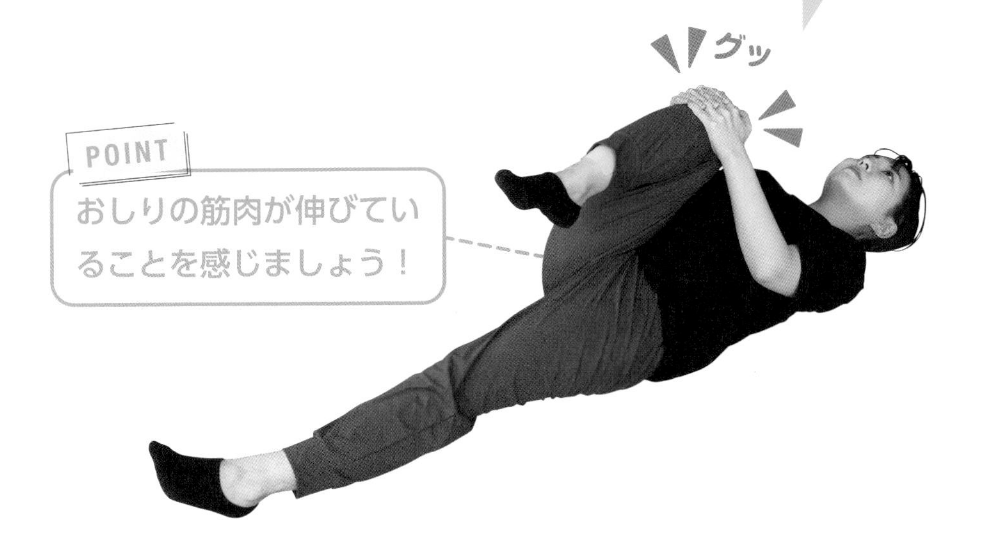

もう片方の足も同じように両手でひざを胸(おなか)側に引き寄せていきましょう！
そのままの姿勢で20秒キープ！

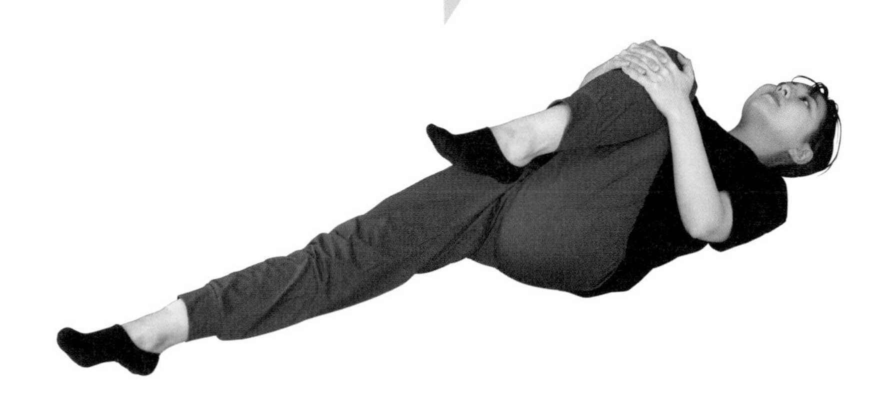

太もものストレッチ

続いては，太もものストレッチ！

両手を使って，太もものうしろを手前に引き寄せます．反対側の足は軽くひざを曲げると引き寄せやすくなり，腰への負担も軽減しますよ．太もものうしろ全体が伸びていれば正しく行えています．

20秒間，その状態で保もったら元に戻し，同じように反対側の太ももで行います．

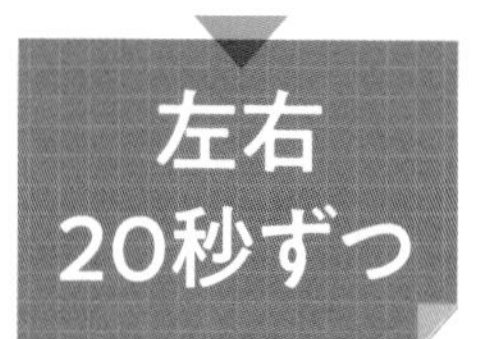

動画でも確認！

右足のひざを伸ばします．太ももの後ろ（裏）に両手をかけて，右足をおなかに向かって引き寄せます．そのまま20秒がんばりましょう！

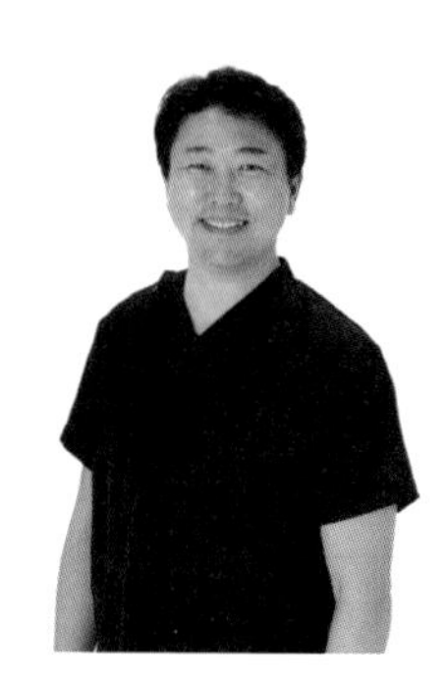

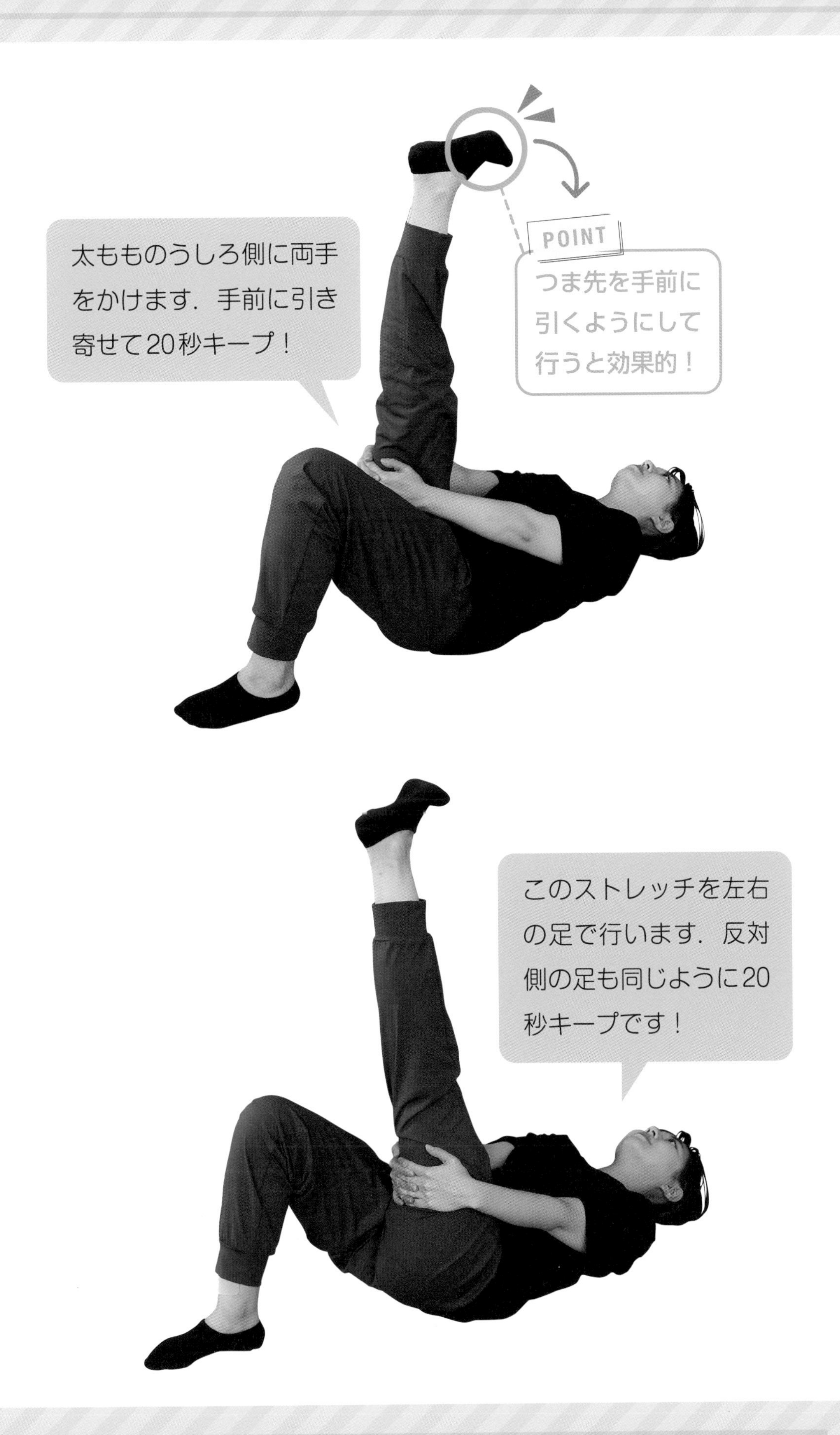
太もものうしろ側に両手をかけます．手前に引き寄せて20秒キープ！
POINT
つま先を手前に引くようにして行うと効果的！
このストレッチを左右の足で行います．反対側の足も同じように20秒キープです！

4 股関節のストレッチ

❶足裏合わせ

両足の裏をくっつけ，ひざを外に開いていきます．太ももの内側あたりが伸びている感覚があれば正しく行えています！　そのまま20秒間，保っていきましょう．

両ひざを曲げて足の裏を合わせます．
両足をできるかぎり開いて，股関節を広げるイメージです！

そのままの姿勢で20秒！

動画でも確認！

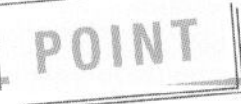

このあたりが伸びている感じ．この姿勢で20秒キープしましょう！

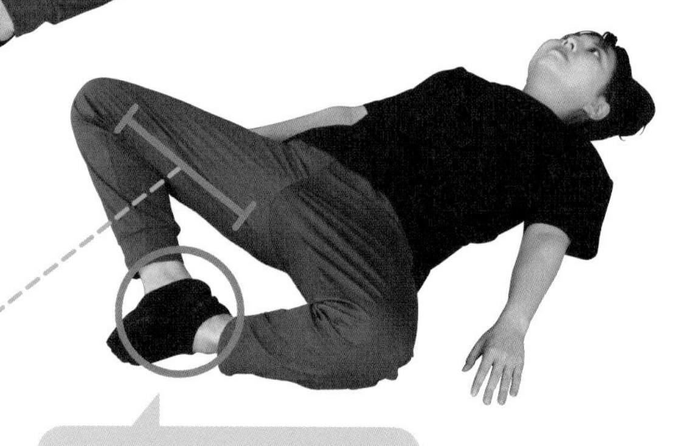

足裏を合わせます

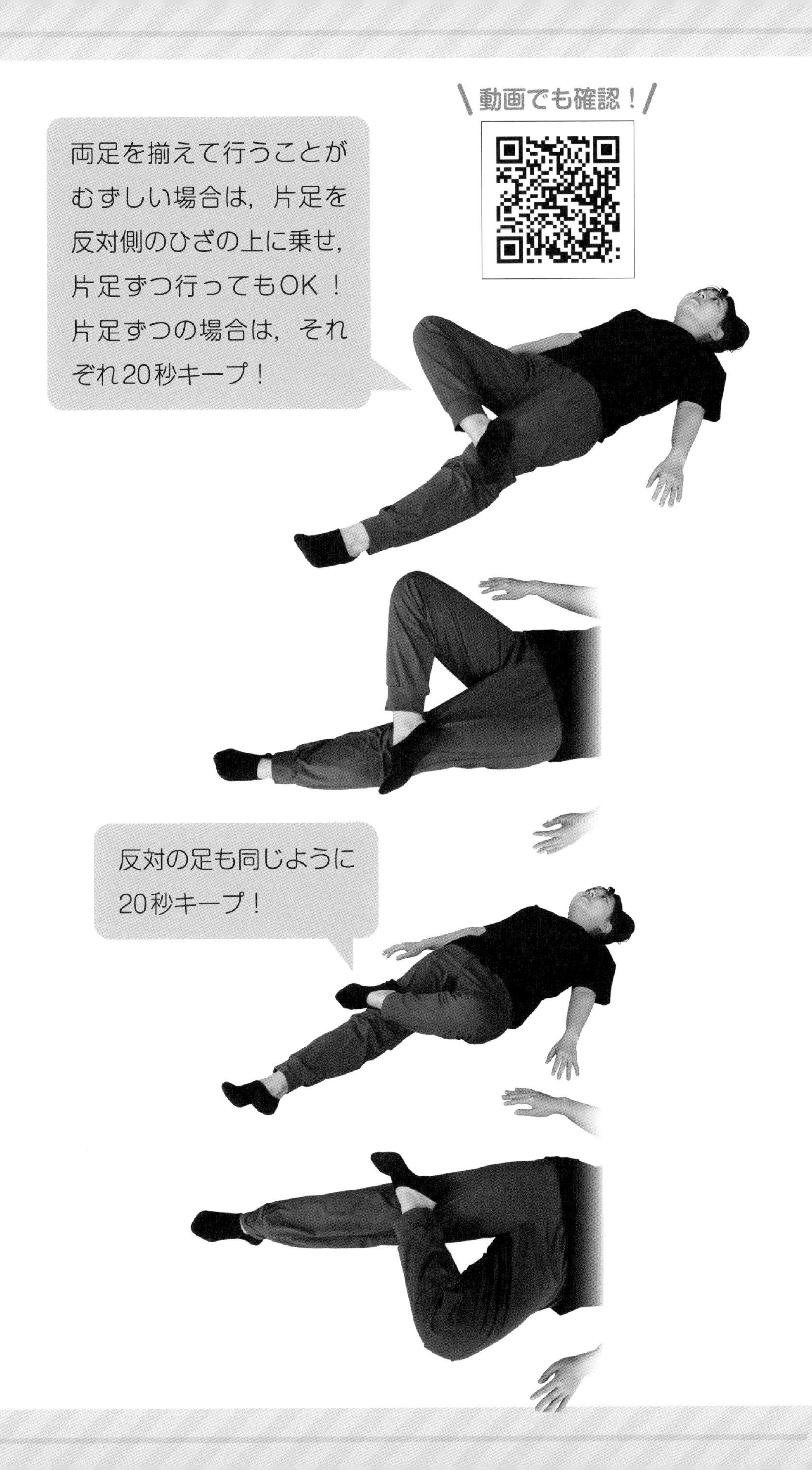

動画でも確認！
両足を揃えて行うことがむずしい場合は，片足を反対側のひざの上に乗せ，片足ずつ行ってもOK！片足ずつの場合は，それぞれ20秒キープ！
反対の足も同じように20秒キープ！

大腿四頭筋のストレッチ

太ももの前の筋肉を「大腿四頭筋」といいます．大腿四頭筋は，下半身の運動のほぼすべてにかかわるため，歩行や立ち上がりなどに欠かせない筋肉です．

日常的によく使われ，疲労がたまりやすい筋肉ですので，ストレッチでしっかりほぐしましょう．

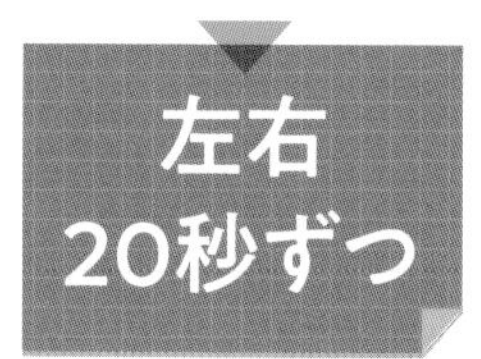

動画でも確認！

体を横向きにして，片方の足首を手でつかみます．ひざを曲げて，グーっとおしりの方に足をたたんでいきます．そのままの姿勢で20秒保ちます！

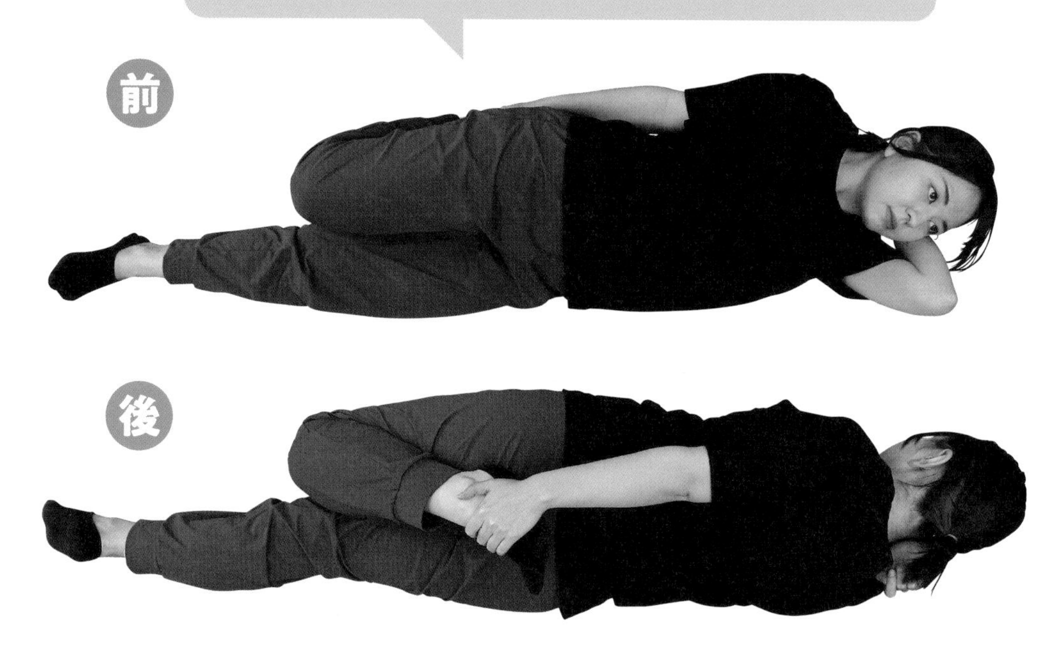

6 腕のストレッチ

肘を伸ばしたまま，ゆっくりと腕を頭の上へ伸ばしていきます．
頭の上で手を組み，そのままの姿勢で20秒間保ちます．

両手を上に伸ばしていき，頭の上で手を組みます．
そのまま姿勢で20秒キープ！

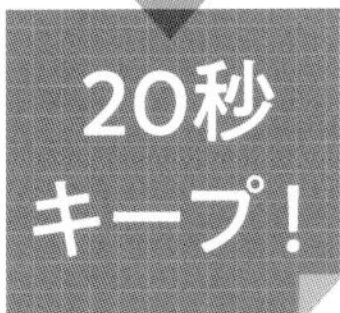

動画でも確認！

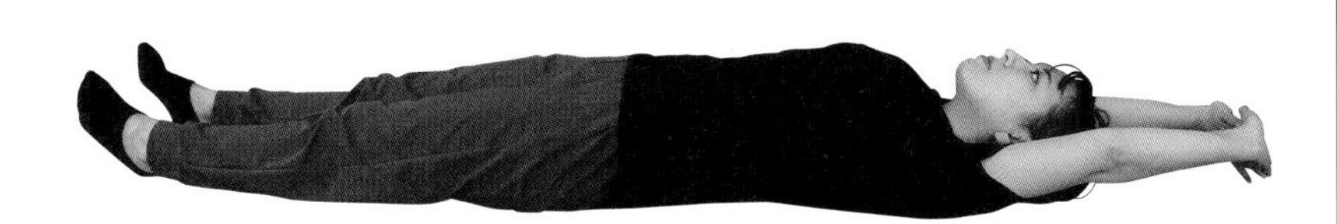

続けて，肩の筋肉，三角筋のストレッチもやりましょう．これも左右それぞれ20秒間保ちましょう！

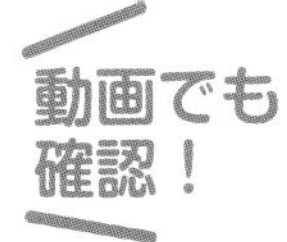

動画でも
確認！

もう片方で曲げた腕を抱え，外へ引っ張りながら胸へ押し付けていきます

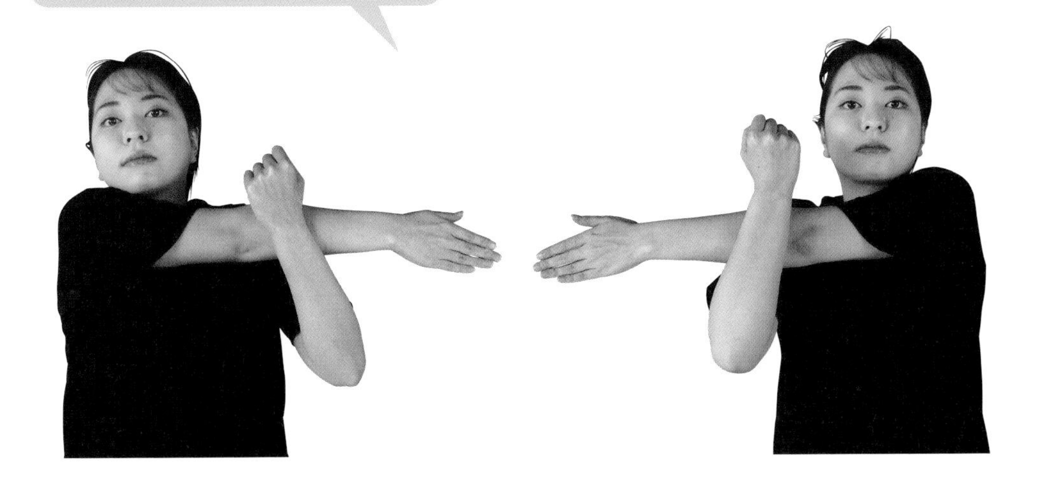

腹式呼吸

腹式呼吸で得られる最大の効果はリラックス効果です.

たっぷりと息を吸ってお腹を膨らませ，ゆっくりと静かに息を吐くことで副交感神経が優位になり，気分が落ち着くことで体がリラックスしてきます.

動画でも確認！

たっぷりと息を吸っておなかを膨らませていきます

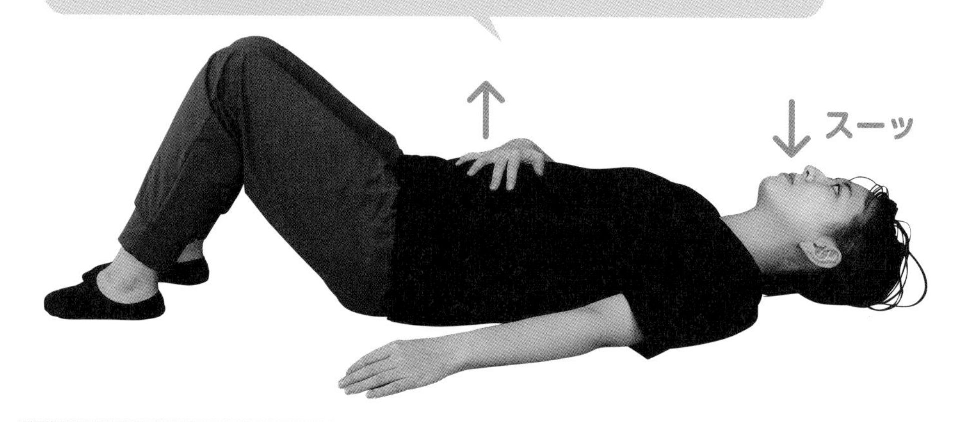

ゆっくりと静かに息を吐きながらおなかを凹(へこ)ませていきます

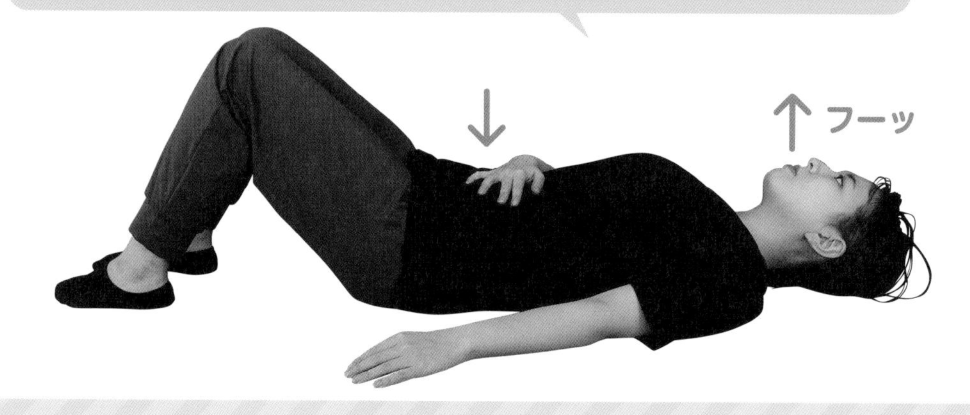

2. 貯筋のための“1分筋トレ”

キホンは足！　いつまでも歩けるカラダに！

ここから，より手軽で短い時間で効率的に貯筋ができるエクササイズをしていきましょう！

最初に，みなさんにお伝えしたいことは「**ヒトの筋肉は，足から減っていく**」ということ．最初に示した「サルコペニア」を思い出してみましょうか．どこの筋肉に着目して判定するのでしたっけ？

そうですね，「足の筋肉」でしたね．

足の筋肉はとても重要です．足の筋肉は，立つ，動く，姿勢を保つといった**日常の動作のもと**になるものです．しかし，他の部位の筋肉と比べると，年齢を重ねていくにつれ，より減りやすい筋肉なのです．何の対策もしていなければ，20～80歳にかけて平均で約40％も減少し，やせ細った(少なくなった)筋肉で自分のカラダを支えなければなりません．足の筋肉が少なくなると，歩くのが遅くなったり，つまずきやすくなったりするなど，日常生活の動作がうまくできなくなっていきます．

こうなると悪循環です．近い将来，寝たきりになってしまう確率も格段に高くなってしまいます．

ここでは，「足の筋力アップ」に効果のあるエクササイズを一緒にやっていきましょう！

どのエクササイズも最初は**無理せず**
1セット．慣れてきたら2セットに．
最終目標は3セットです！！

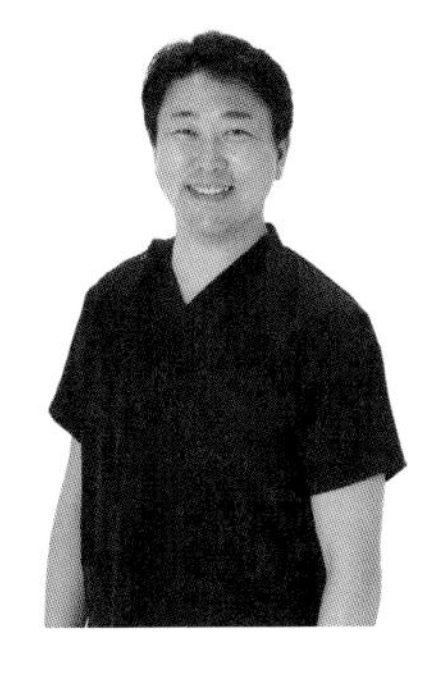

❶ スクワット

スクワットは“キング・オブ・エクササイズ”とも言われるほど，効果が高い運動です．正しく行えば，かんたんに下半身全体の筋肉を鍛えることができます．

足は肩幅に開いて立ち，つま先は少し外側に向けます．ひざを曲げるというよりは，股関節を曲げ，おしりを下に落とすことを意識します．イスに浅く腰をかけるイメージで行うとよいでしょう．

まずは10回×1セットとして行います．

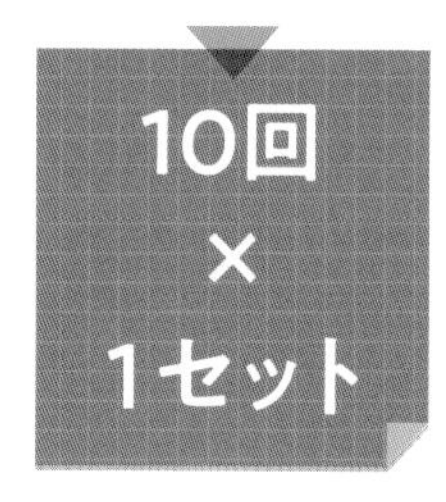

動画でも確認！

1 腕を肩の高さに組み，足を肩幅に開く

上半身は背筋を伸ばします
腕は肩の高さで組み，胸を張りましょう
足を肩幅に開き，つま先をを少し外側に向けます

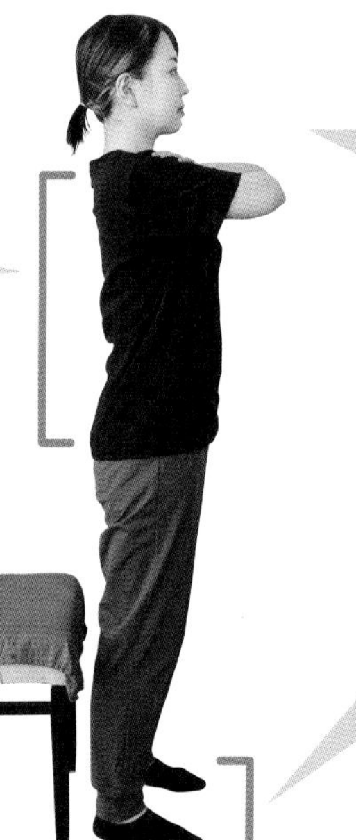

2 股関節を曲げ，腰を落としていく

POINT
背筋は伸ばしたまま，胸は張ったままで，おしりを下に落とすことをイメージ
息を吸いながら,「1・2・3・4」で腰を落としていきます
息を吐きながら,「5・6・7・8」で立ち上がります
POINT
ひざがつま先より前に出ないように
POINT
イスに浅く腰をかけるイメージで

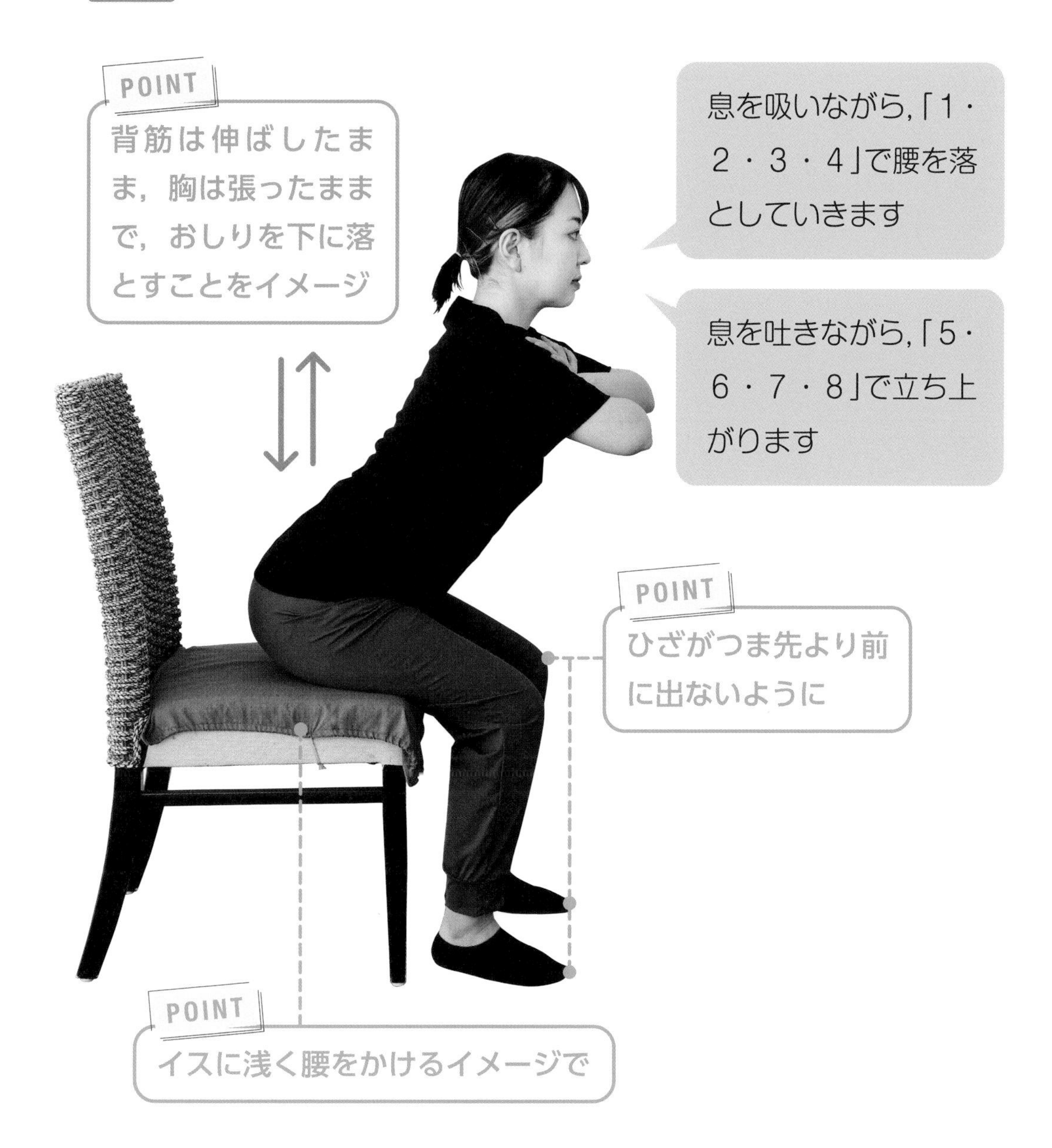

スクワットがむずかしい人は，テーブルなどに軽く手をついた状態で，イスから立ち・座りを繰り返す運動を行ってもOK！

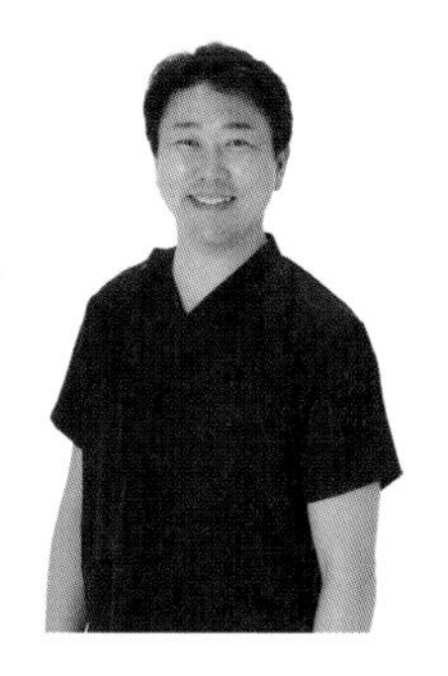

❷ イス立ち上がり運動（スクワットがむずかしい・できない場合）

イスからの立ち・座り運動です．勢いよく立ち上がるのではなく，ゆっくりと立ち上がり，ゆっくりと座るようにしましょう！

立ち上がることが難しい場合は，少しおしりを浮かすだけでも大丈夫です．

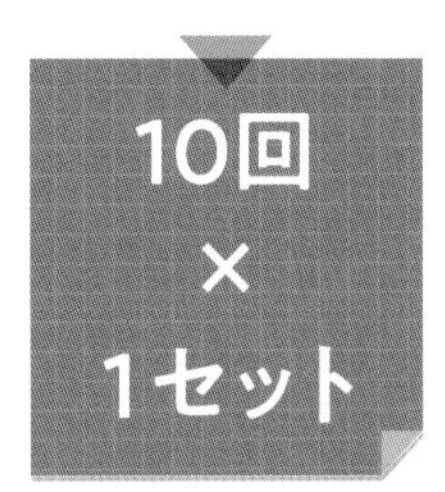

動画でも確認！

1 椅子に座る（テーブルなどに軽く手をつく）

2 ゆっくりと立ち上がる

息を吸いながら，「1・2・3・4」で立ち上がります
立ち上がるのがむずかしい人は，少しおしりを浮かせるだけでもOKです！
スーッ

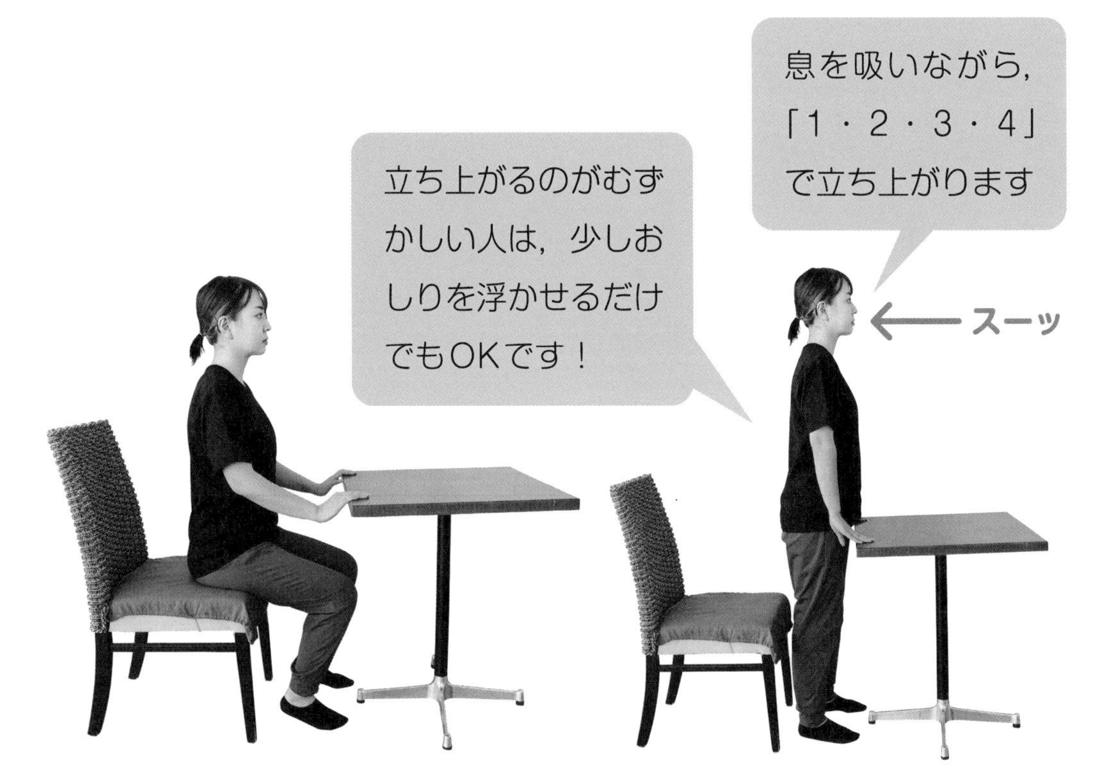

3 ゆっくりと座る

POINT
勢いよく立ち上がったり，
座らないように注意！

息を吐きながら，「5・6・7・8」でゆっくり腰を落としていきます
フーッ

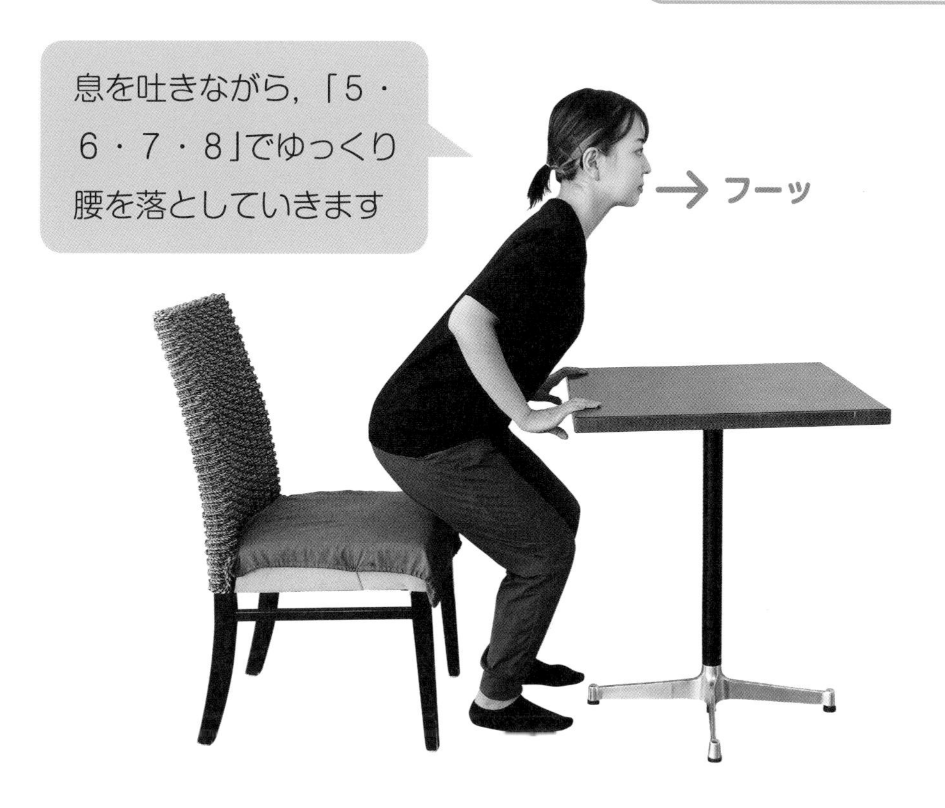

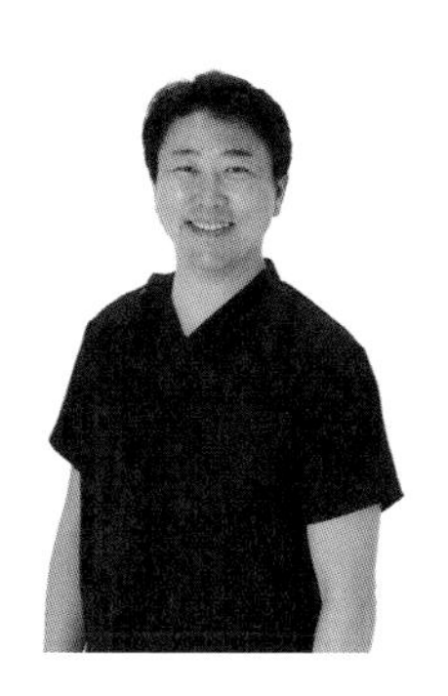

できる範囲で無理なくやっていくのが長続きのコツですよ！

③ 片足立ち運動

片足を上げて1分間立つ運動です．バランス能力の向上や，転倒を予防する効果が期待できます．片脚立ちの姿勢は不安定になるため，必ず支えがある場所で行いましょう．

はじめはテーブルや壁などに手を添えた状態から開始し，可能な場合は指先だけをついて行うようにしてみましょう！

1 片足を上げて1分間ストップ！

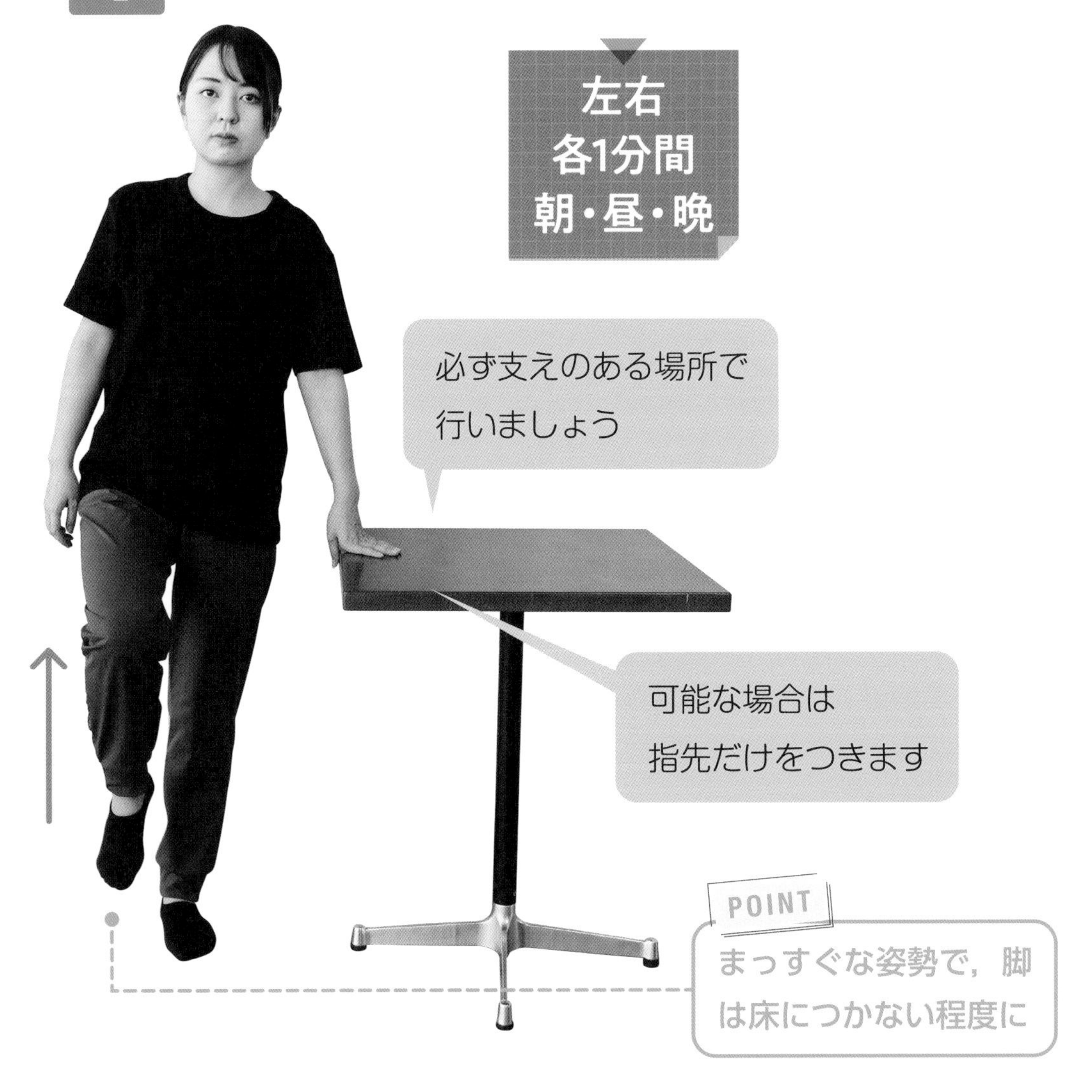

2 片足で１分間できたら足を下ろし，もう一方の足で片足立ち

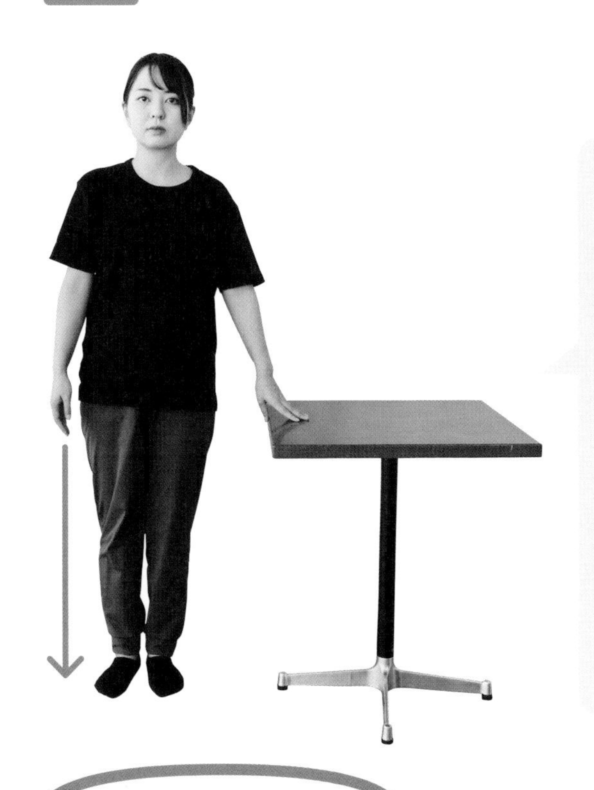

１分間，片足立ちを保つことで，軸足に重力負荷がしっかりとかかります．

左右それぞれ1分ずつ行い，朝，昼，晩と1日3回できることが理想的ですが，無理は禁物！

できるときに，できることをするのがコツですね！

ちょっと一息

重力が筋肉を維持させる!?
〜片足立ちのオドロキの効果〜

筋肉量を減らさない，または維持していくためには、重力をかけることが重要です．

片足立ちは、体重の約2.75倍の重力が片足にかかることになり、たとえば片足立ちを１分間すると、ウオーキングを53分間したのと同じ負荷がかかります．

片足立ちはとても効率のいい“足の貯筋エクササイズ”と言えますね！

❹ つま先立ち運動

ふくらはぎの筋肉である，腓腹筋（ひふくきん）やヒラメ筋を鍛える運動です．

イスの背もたれに手を添えて，両足同時につま先立ちをします．

「足は第2の心臓」と言われるように，ふくらはぎの筋肉を鍛えることで全身の血流が促進され，冷えやむくみの改善などの効果も期待できますよ！

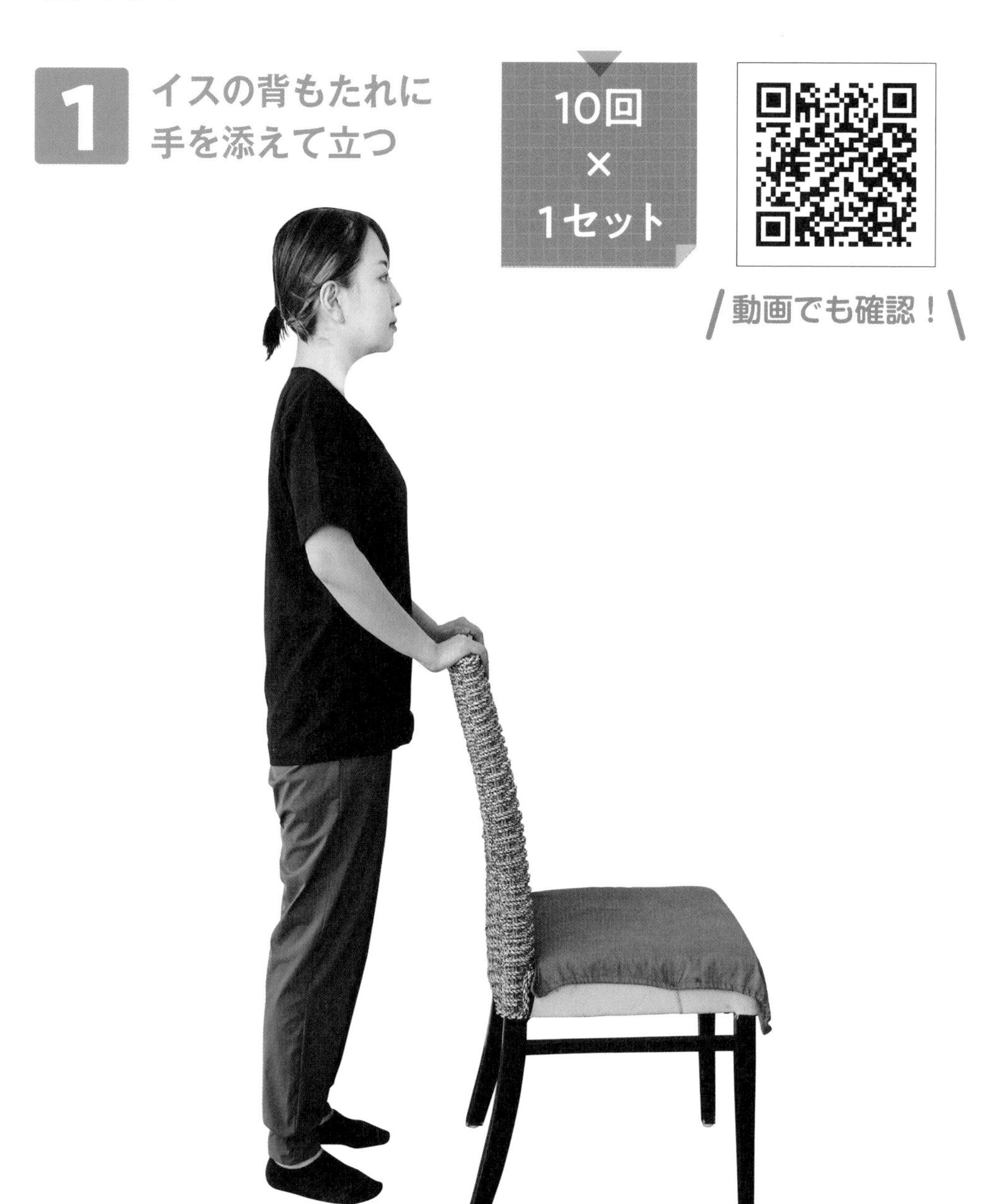

2 両足のかかとを同時に上げる

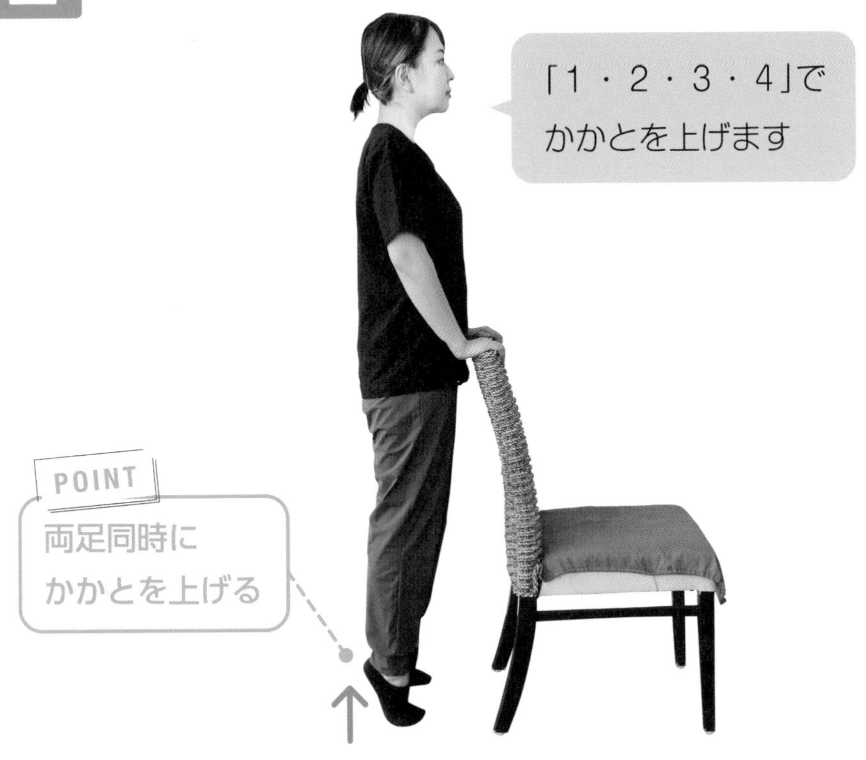

3 両足のかかとを同時に下ろす

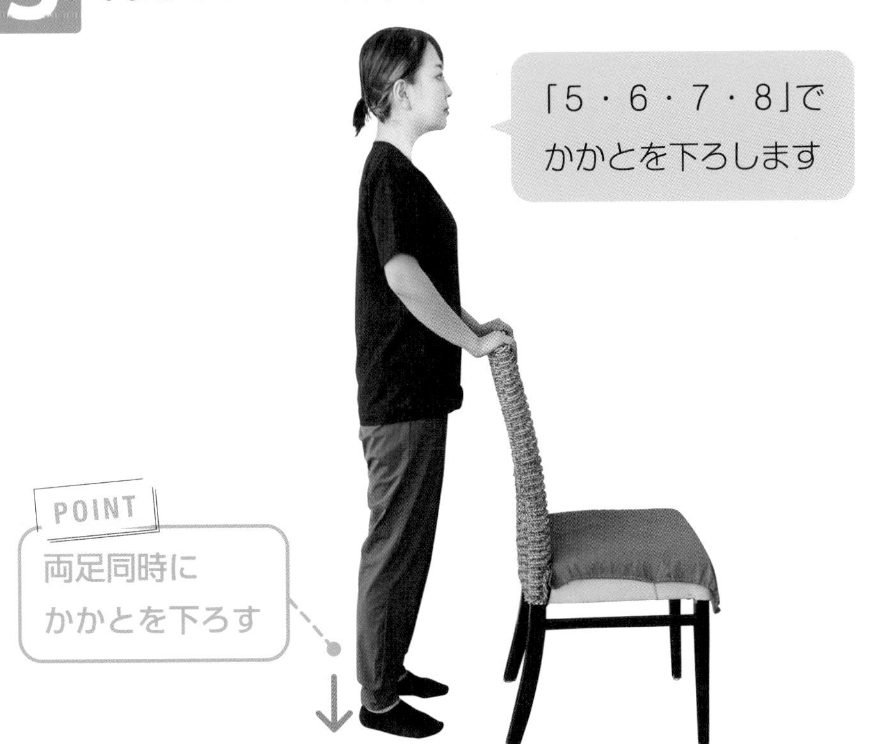

⑤ もも上げ運動

腸腰筋（ちょうようきん）を鍛える運動です．腸腰筋は老化に伴い，もっとも早く衰えやすい筋肉の１つとも言われています．腸腰筋の筋力が低下することで，転倒のリスクが高まります．

1 イスの背もたれに手を添えて立つ

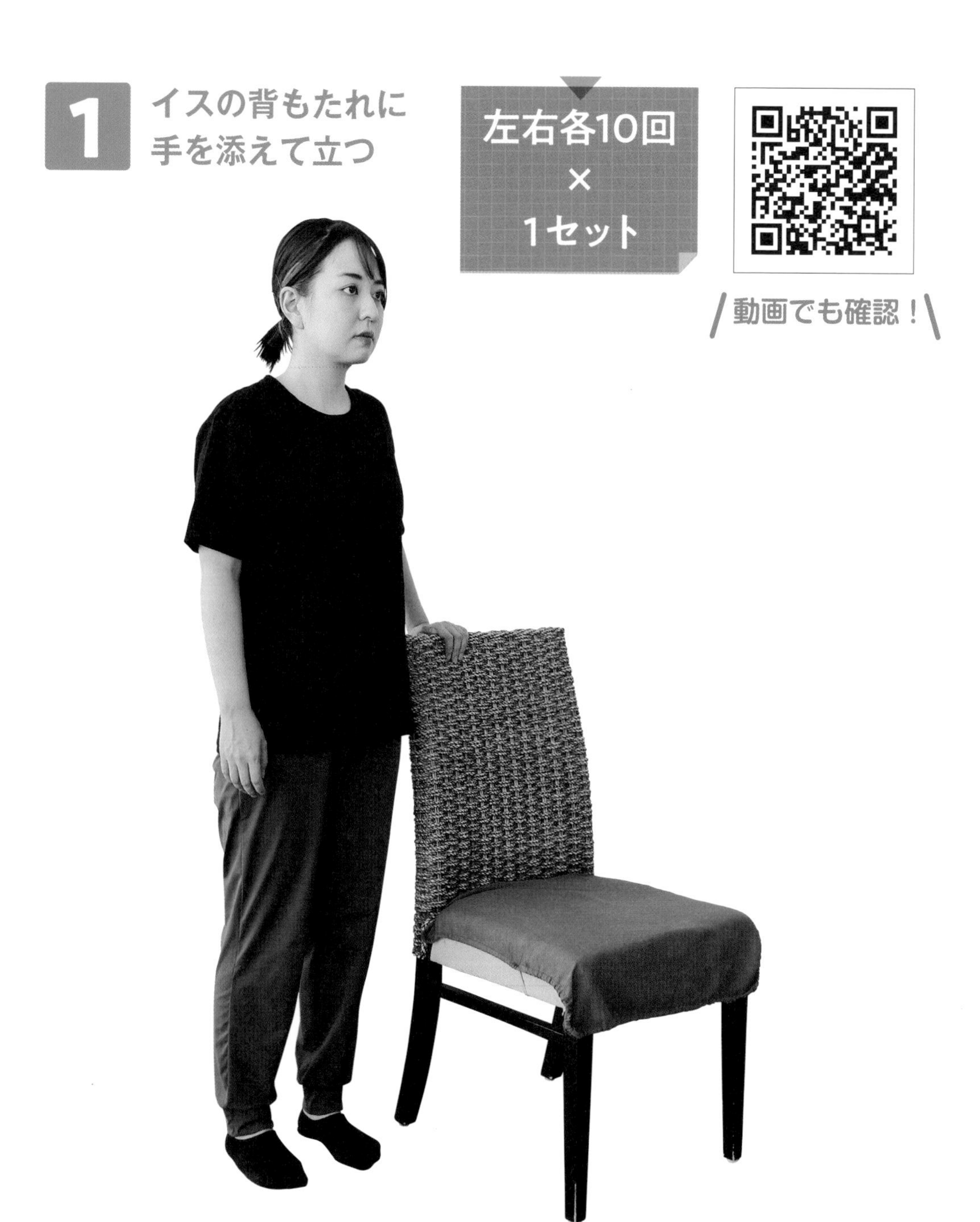

2 片方のひざを曲げながら足を上げる

→ フーッ
息を吐きながら
「1．2．3．4」で
足を上げていきます
POINT
足を上げるとき，
上体がうしろ側に
反らないように意
識すること！

3 脚を下ろす

← スーッ
息を吸いながら
「5．6．7．8」
で足を下ろします

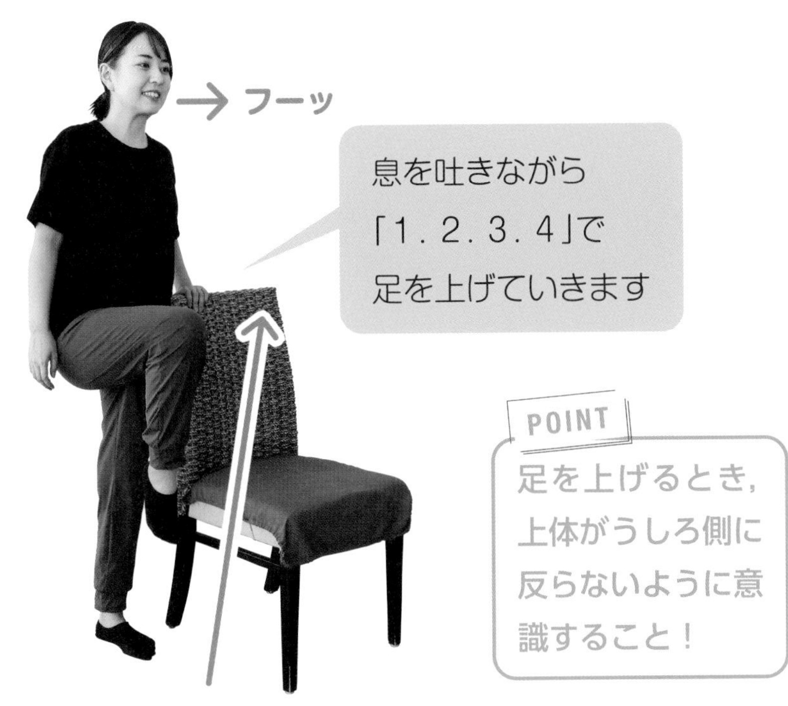

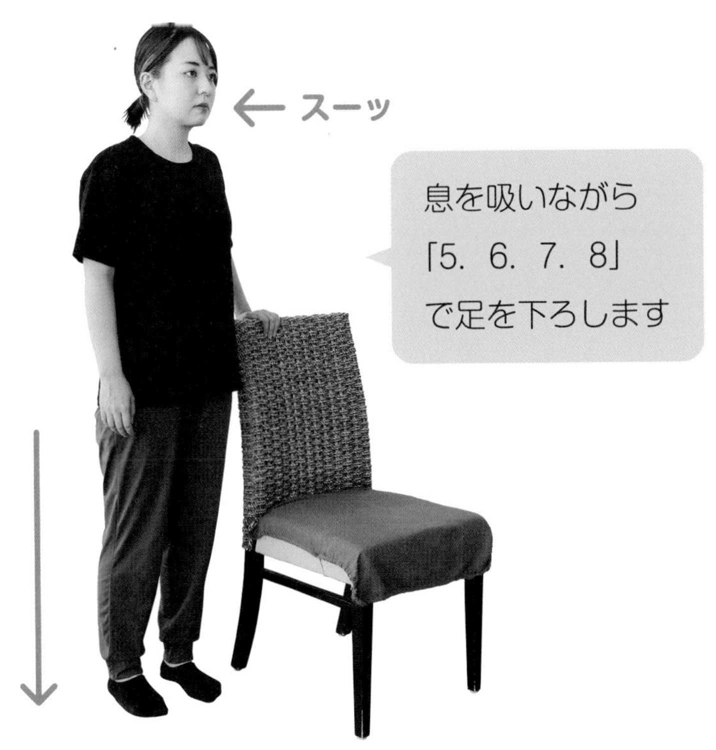

❻ 開脚運動

開脚運動は，その名の通り「足を外に開く運動」です．主におしりの筋肉（中殿筋（ちゅうでんきん））を鍛える運動です．バランスの改善や歩行の安定につながります．

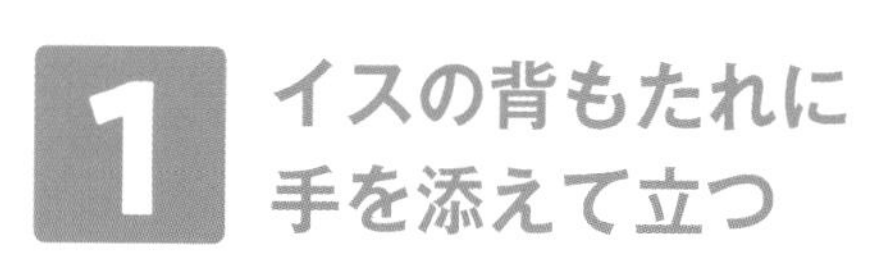

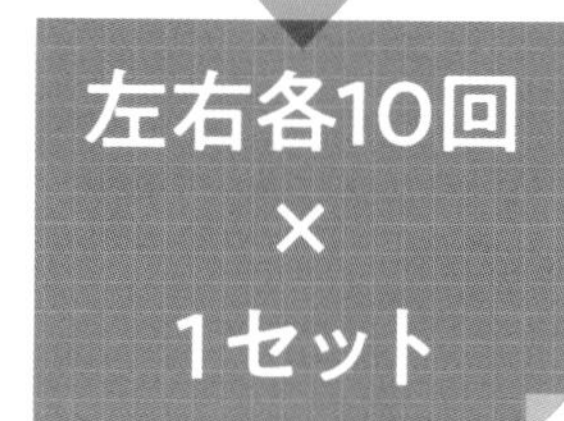

/動画でも確認！\

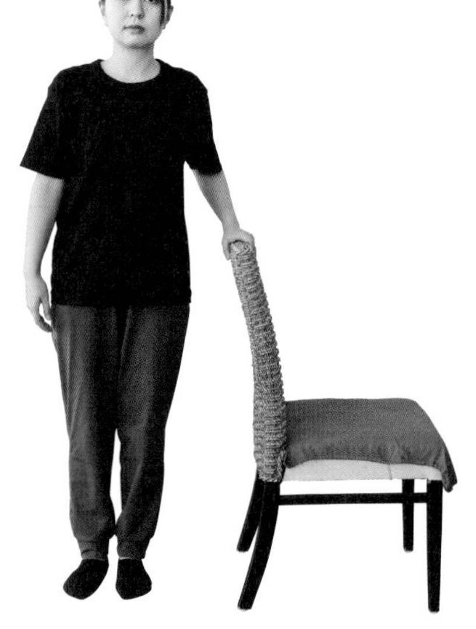

2 片足を開く

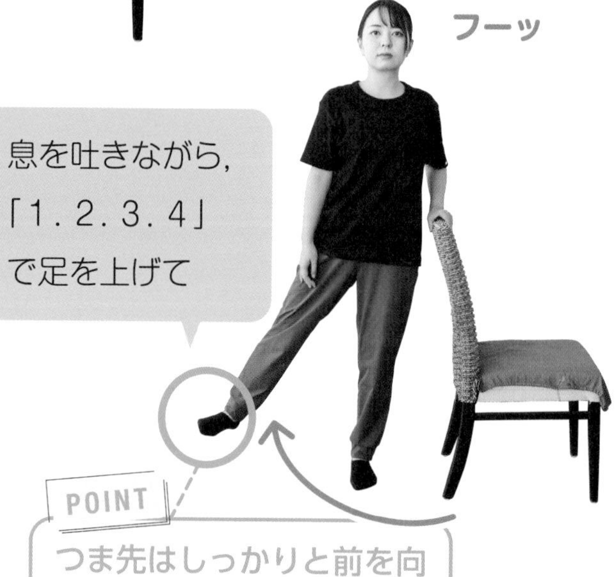

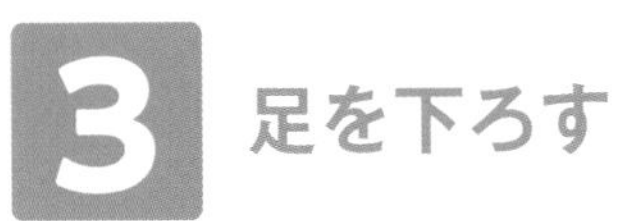

息を吸いながら，
「5．6．7．8」
で足を下ろす

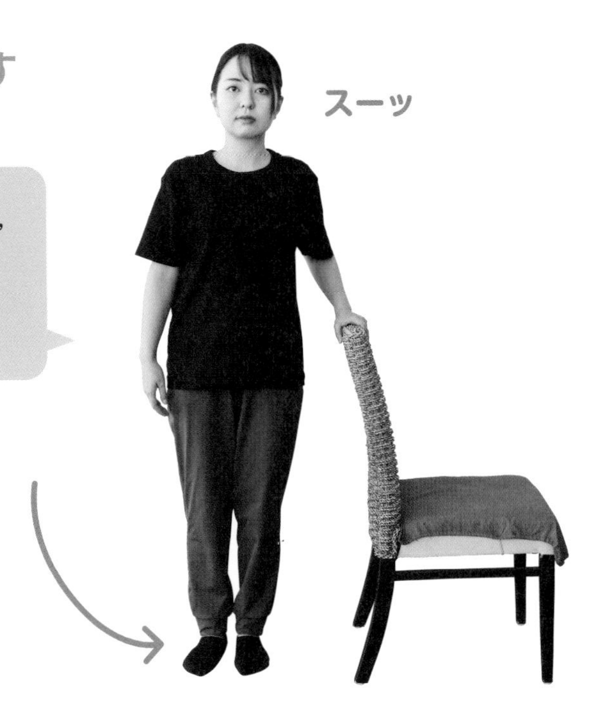

開いたときも，つま先はしっかりと前を向くように意識します．
左足も同じようにやってみましょう！

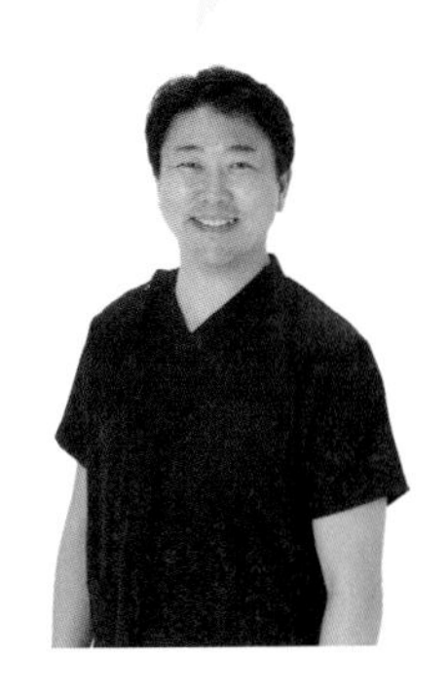

❼ おなか凹ませ運動

腹筋の運動です．息を吐きながらおなかを凹ませることで，体幹のトレーニングになります．腹筋が弱い人も比較的行いやすい運動です．

両ひざを曲げて仰向けになります．息を吸ったときにおなかを膨らませ，息を吐いたときにおなかを凹ませる「腹式呼吸」を意識します．

1 両ひざを曲げて仰向けになり，息を吸い込む

**吸って，吐いてを
各10回1セット**

息を吸いながら「1・2・3・4」で
おなかを膨らませます

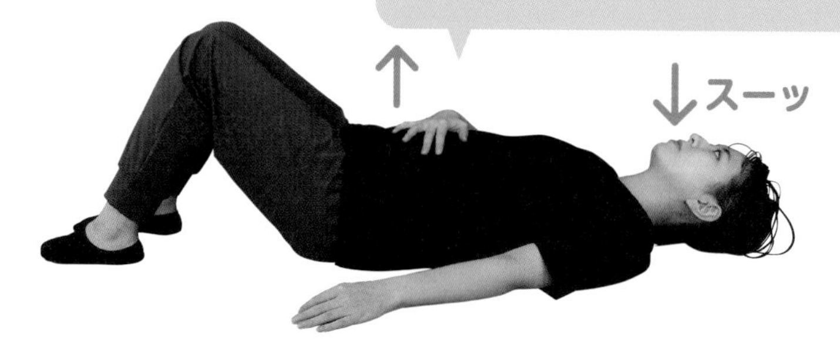

2 息をゆっくり吐きだしていく

息を吐きながら「5・6・7・8」で
おなかを凹ませます

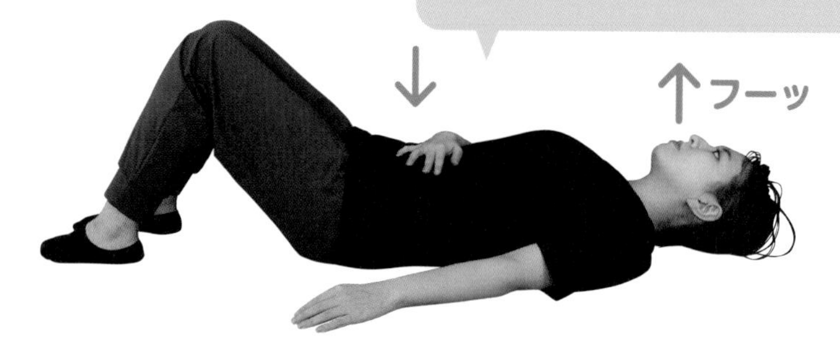

100まで健康！
Column

座りすぎは，万病のもと！

自宅では，ほとんど座りっぱなし，という人が少なくありません．身体機能に対する影響を考えると，長時間の座りっぱなしが一番問題となります．

これに対して，30分に1回立ち上がるだけでも，座りっぱなしの悪影響は大きく減らすことができます．

30分に1回が無理な場合は，1時間に1回でもかまいません．とにかく意識的に立ち上がることが重要です．そして，一度立ち上がってすぐに座るのではなく，3分くらいはウロウロ歩く，あるいは立ったままの状態でいる，ということができると理想的ですね．

家の中では，「座りすぎない」をまず意識してもらうことも，「足の貯筋」の第1歩です．

BK30（ブレイク・サーティー）

厚生労働省が提唱したもので、できるだけ座位行動を中断（ブレイク）し，30分座ったら3分程度立ち上がる，ということを推奨しています．

参考：https://mhlw-grants.niph.go.jp/system/files/report_pdf/202109022A-sogo6_0.pdf

チューブ1本でできる！ カンタン!!
スロートレーニング

レジスタンストレーニングとは筋肉に抵抗（レジスタンス）をかける動作を繰り返し行う運動，いわゆる筋力トレーニングです．レジスタンストレーニングの方法には，専用のトレーニングマシンを使用した方法，チューブや重錘（おもり）などを使用して行う方法，道具を使用せずに自身の身体のみ（自重）を使用して行う方法などがあります．

しかし，トレーニングマシンのあるジムに行ったり，なかなか長続きしなかったりしますね．

そこで提案したいのが“**スロートレーニング**”という方法です．

“スロートレーニング”とは，その名の通り**ゆっくりとした動作で行うトレーニング方法**です．速い動作で重いものを持ち上げようとすると，全身の反動を使ってしまい，筋肉に十分な負荷をかけられないことが多いですが，ゆっくりと動作を行うことにより筋肉に適切な負荷をかけることができます．

スロートレーニングではいろいろな動作方法が提唱されていますが，「３～５秒程度かけて上げて，３～５秒かけて下げる」という動作が一般的です．通常は１セット10回程度で動作を繰り返しますが，10回の動作が終了するまで**筋肉を脱力させないことで，より適切な負荷をかけることができます**．

たとえばスクワットの場合，立ち上がる動作でひざが伸びきるまで立ち上がらず，すこしひざが屈曲した状態で止め，そこから続けてしゃがみ込む，という動作です．一度体験していただくと理解しやすいと思いますが，ひざが伸びきるまで行うスクワットに比べ，ずいぶんと負荷が強くなったと感じ取れるでしょう．

通常(ひざを伸ばしきるまで行うスクワット)と
ノンロック(ひざを伸ばしきらないスクワット)との違い

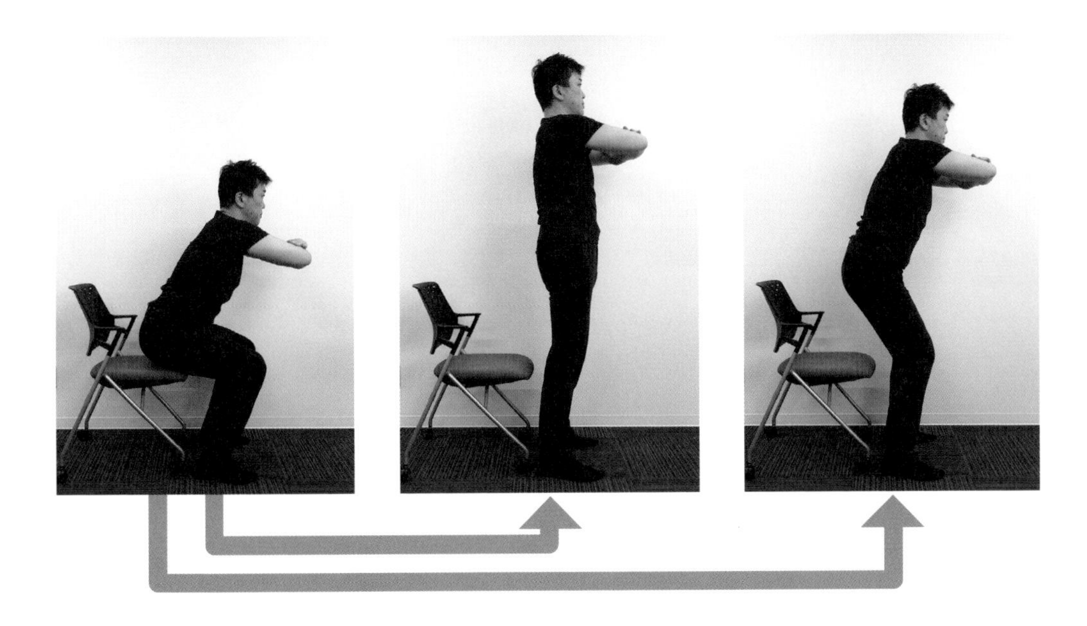

スロートレーニングは腱や関節への負担が小さく，ケガのリスクが少ない点もメリットとしてあげられます．

ここで紹介するのは、**チューブひとつでできるスロートレーニング**です．

チューブなどの道具を使用して行う場合，また自重で行う場合には，適切なフォームやスピードが重要となります．Part3では，カンタンで効果を実感できる「足の貯筋のためのチューブを使ったスロートレーニング」を一緒にやっていきましょう！

トレーニングに使うチューブにはさまざまな種類があります．数段階の強度から選択できるようになっており，自分の身体機能に合わせて適切な強度のチューブを選ぶようにします．

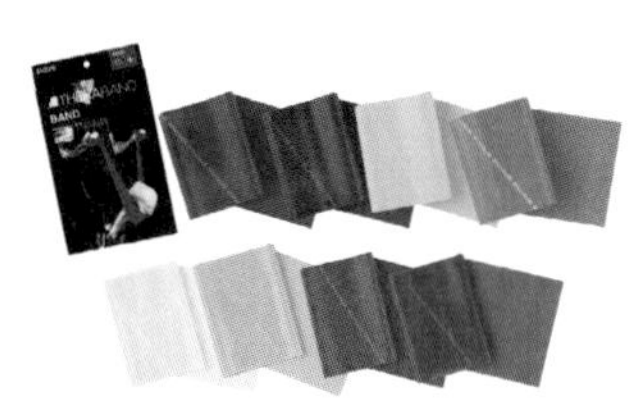

セラバンド(THERABAND)
写真提供：株式会社D&M

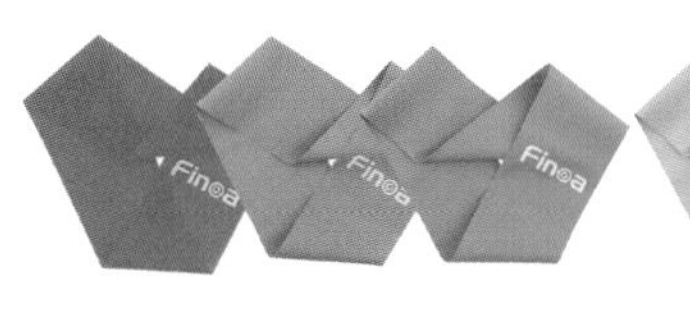

Finoa　シェイプリング
写真提供：株式会社
ムトーエンタープライズ

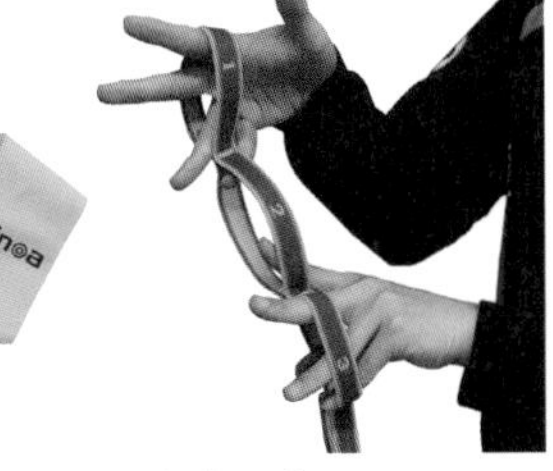

スポバンド
写真提供：昭和電機株式会社

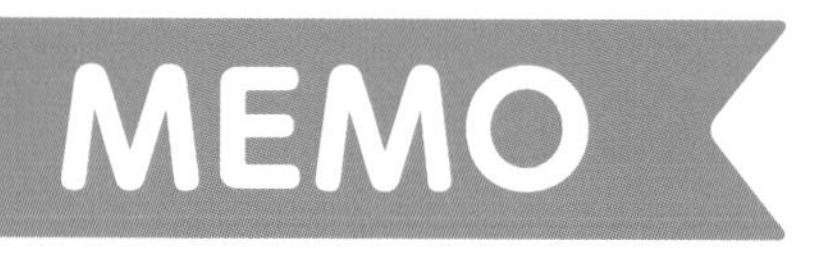
MEMO

3. チューブを使った スロートレーニング＆ レジスタンストレーニング

さて，ここからはp.46～48で紹介した「スロートレーニング」をやっていきましょう！

ゆっくりとした動作で，筋肉に適切な負荷をかけていくのが，スロートレーニングのポイントですが，もう1つ意識しておきたいのが「呼吸」です．

トレーニング時はしっかりと「**息を吐く**」「**息を吸う**」を意識することで，より効果的になります．

くれぐれも無理をせずに，まずはゆっくりと1セットできるようにしていきましょう！

チューブを使ったスロートレーニング❶

大腿四頭筋を鍛える運動

チューブを両足首にかけます．片足を４カウントで上げ，下ろすときもひざを伸ばしたまま４カウントで下ろします．

足を下ろすときに下まで下ろしてしまうと筋肉が脱力してしまうため，下まで下ろしきらず少し浮かせた状態で止めるのがコツです！

1 チューブを両足首にかける

左右
10回ずつ

動画でも確認！

2 足を伸ばしたまま片足全体を上げる

POINT
つま先は手前に
息を吐きながら「1・2・3・4」で足を上げます
フーッ

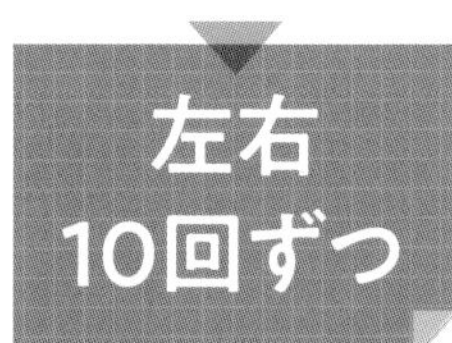

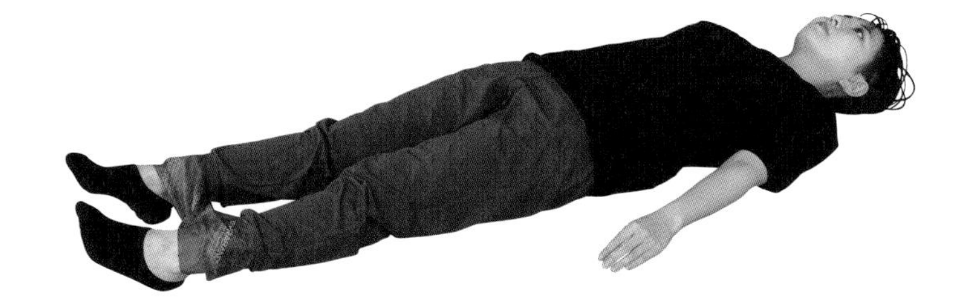

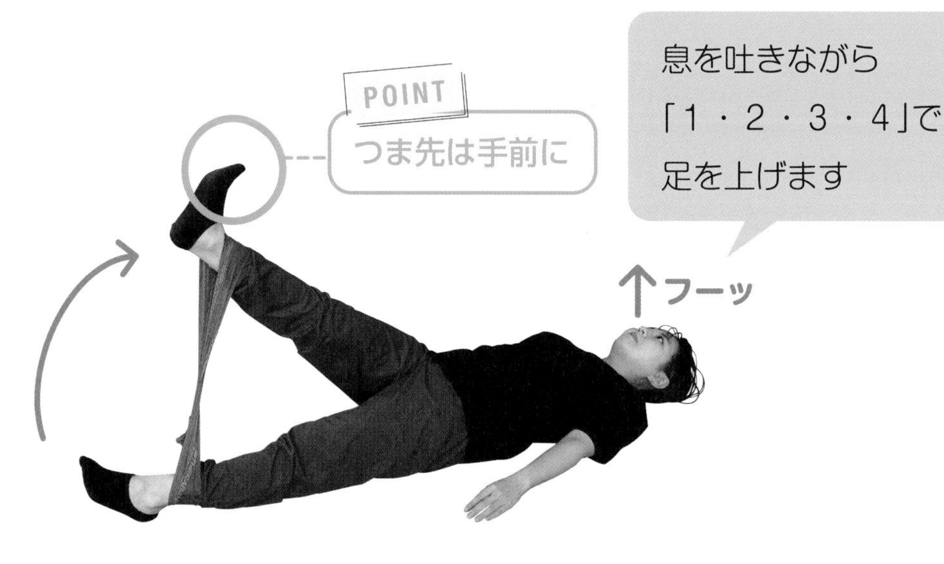

3 ひざを伸ばしたまま足を下ろす

息を吸いながら
「5・6・7・8」で
足を下ろします
スーッ
POINT
下した足は，少し浮いた状態で止めるのがコツ！

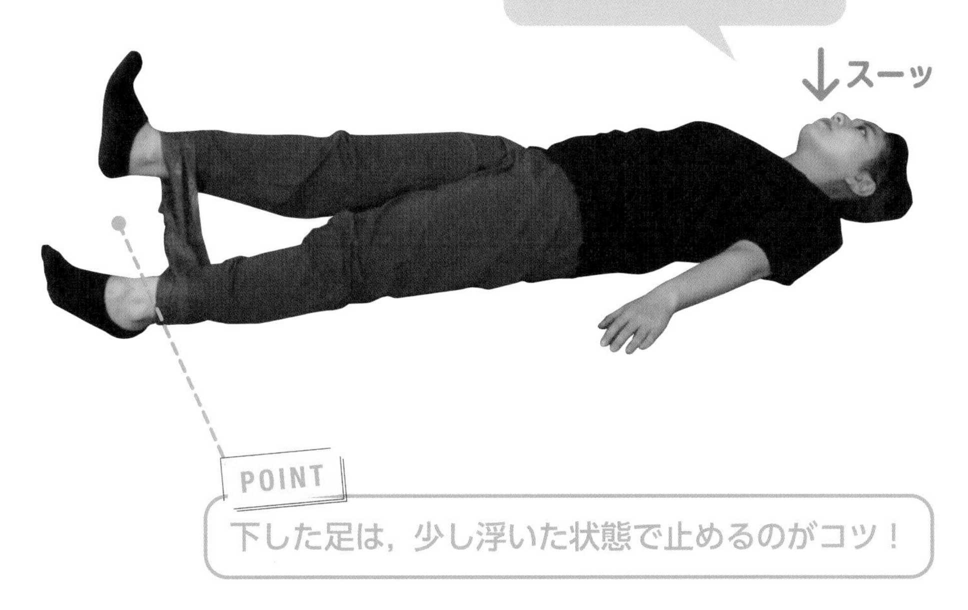

呼吸は足上げるときに吐き，足を下ろすときに吸うようにします．この動作を左右10回ずつ行います．つま先を手前にすることで, より大腿四頭筋に適切な負荷をかけることができます．チューブがきつすぎる場合は，チューブの位置をひざ上にずらすと，ラクにすることができますよ.

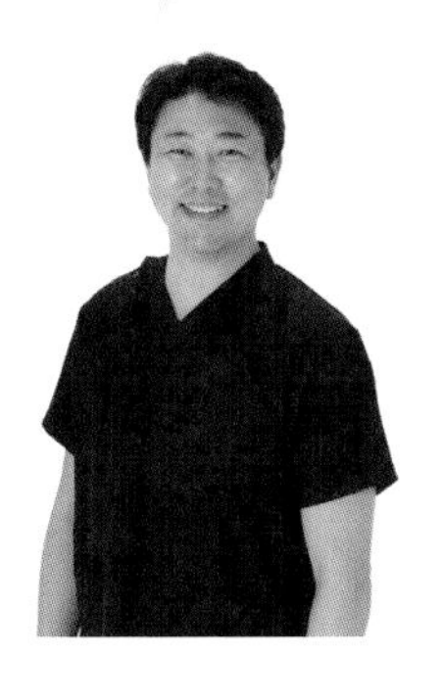

チューブを使ったスロートレーニング❷

大腿の外側部(外転筋)を鍛える運動

太ももの外側にある筋肉(外転筋)を鍛える運動です．チューブを両足のひざのやや下にかけます．片足ずつ行います．開くほうの足はかかとをすこし浮かせて，足を内側に向けて4カウントで外側に開いていきます．そして4カウントで足を元に戻していきます．

1 チューブを両足のひざのやや下にかける

左右
10回ずつ

動画でも確認！

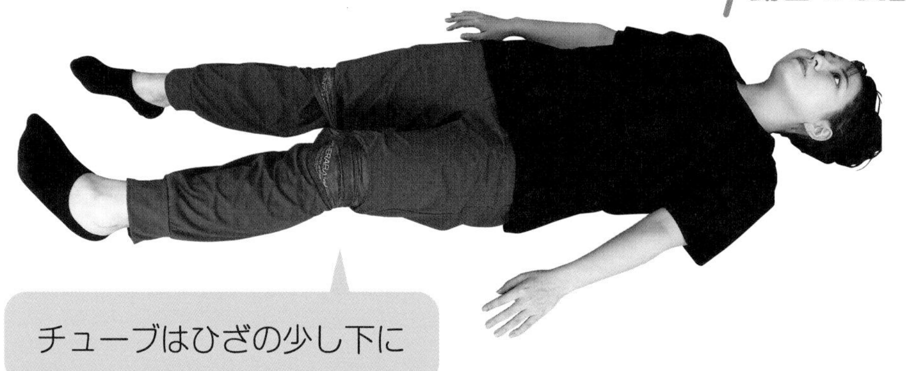

チューブはひざの少し下に

2 実施側の足(かかと)を少し浮かせる

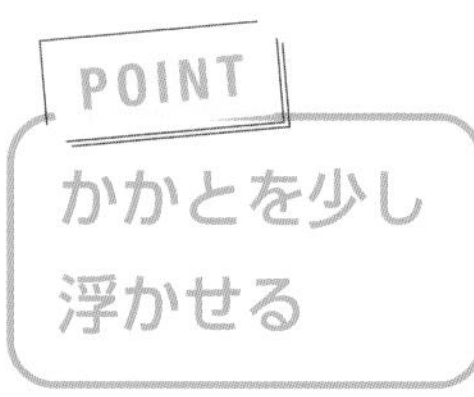

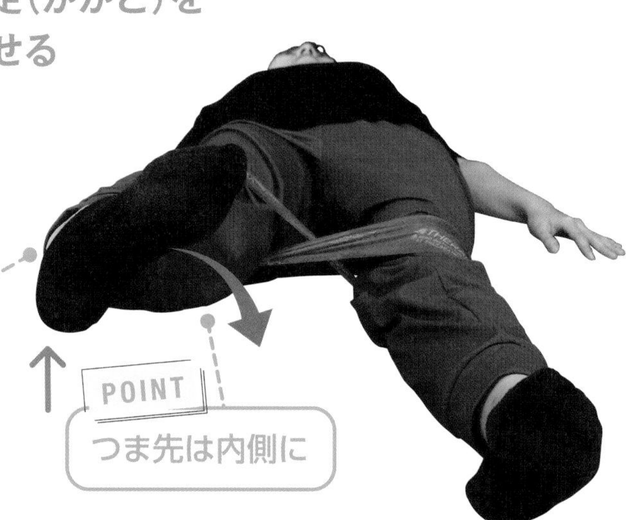

POINT
つま先は内側に

意識せずに足を広げた場合，つま先は外側を向きますが，つま先を内側に向けるように意識することで，より適切な負荷をかけることができます．強度がきつすぎる場合は，チューブの位置を膝上にずらすことで，強度を減らすことができます．

3 足を伸ばしたまま 4カウントで外に開き，4カウントで元に戻す

POINT
つま先は内側にして足は浮かせたまま外に開いていく

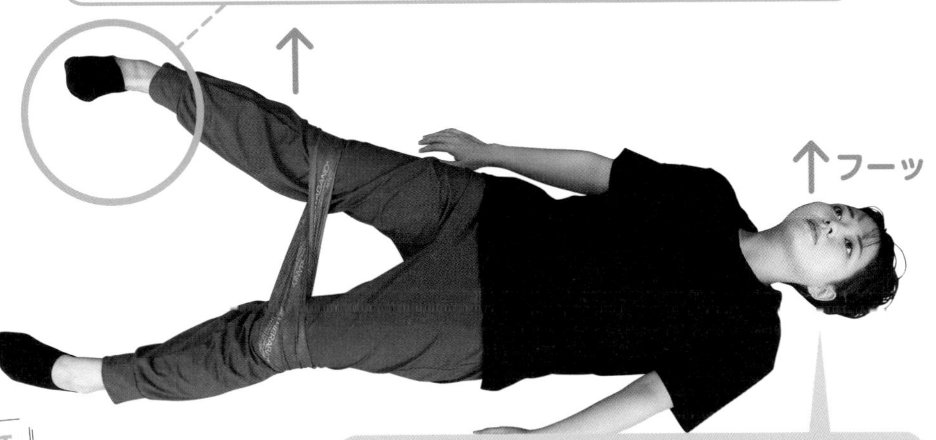

↑フーッ

息を吐きながら「1，2，3，4」と4カウントして足を外側に開いていきます

POINT
足をもとに戻すときにも，つま先は内側にして足は浮かせたままで行う

↓スーッ

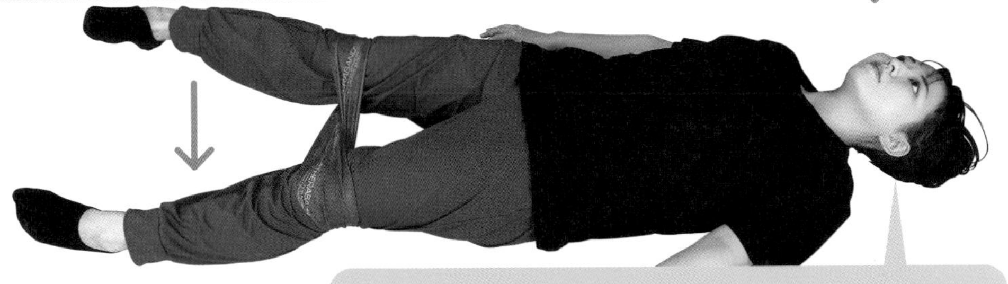

息を吸いながら「1，2，3，4」と4カウントして開いた足をもとに戻していきます

チューブを使ったスロートレーニング③

腸腰筋を鍛える運動

腸腰筋(ちょうようきん)は，上半身と下半身をつなぐ筋肉で，股関節を曲げるために働く筋肉です．前述したとおり，最も早く衰えやすい筋肉の１つと言われ，腸腰筋の筋力が低下することで，足を上げることがむずかしくなり，歩行が不安定になったり，転倒のリスクにつながります．

チューブは両足のひざ上にかけます．実施は片足ずつ行います．実施側の股関節を4カウントで曲げ，戻すときも4カウントで戻します．足は浮かせた状態を維持し，10回続けて行うようにします．戻したときに下まで足を下ろしてしまうと筋肉が脱力してしまうため，足は下まで下ろしきらずに，少し浮かせた状態で止めます．

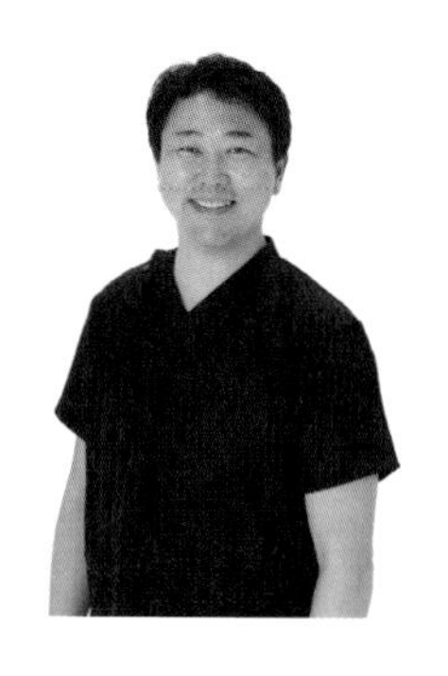

動画でも確認！

左右
10回ずつ

1 チューブを両足のひざ上にかける

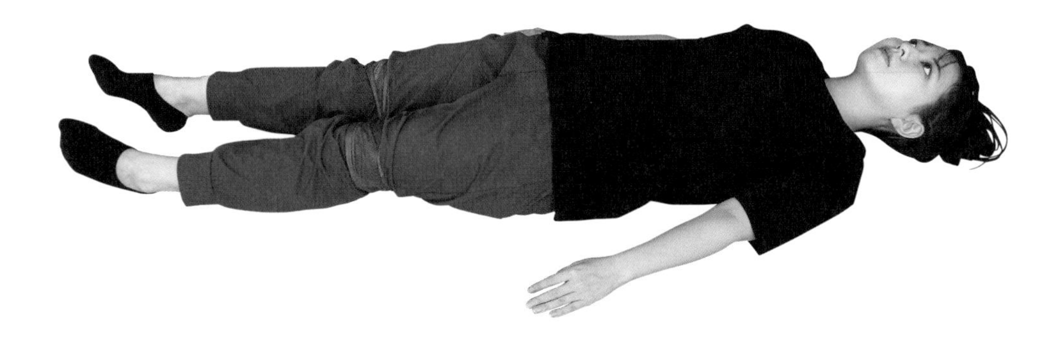

2 実施側の股関節を曲げる

かかとが下がらないように
息を吐きながら
「1, 2, 3, 4」と4カウント
フーッ
POINT
かかとは高い位置を保つ

3 逆の足で2と同様に行う

息を吸いながら
「1, 2, 3, 4」と4カウント
スーッ
POINT
少し足が浮いた
状態で止める

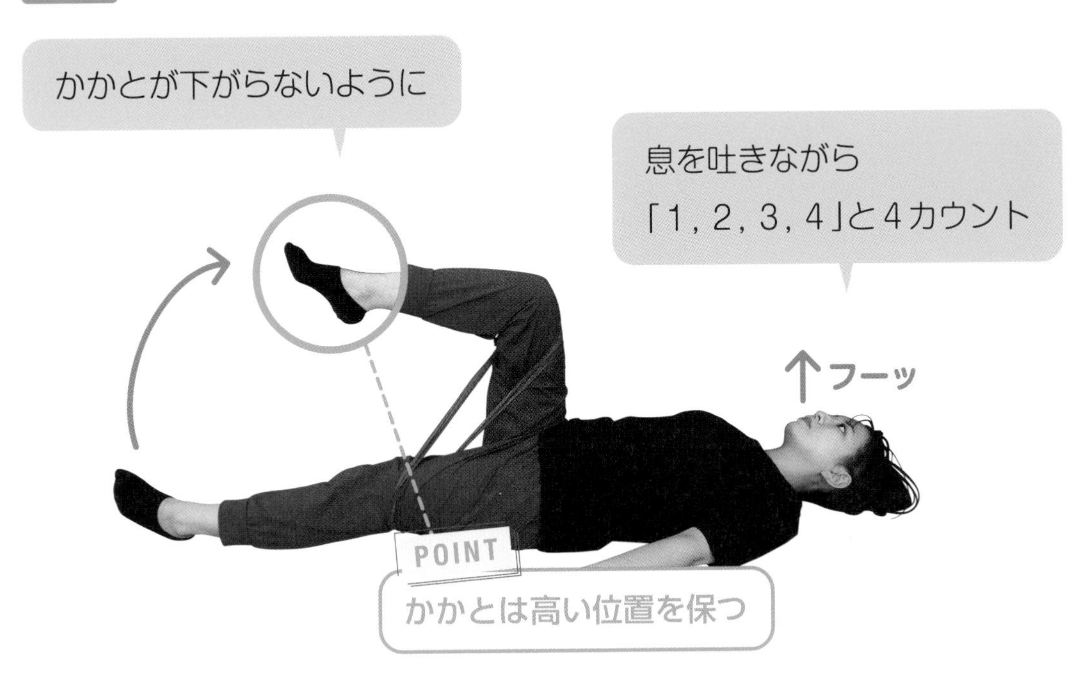

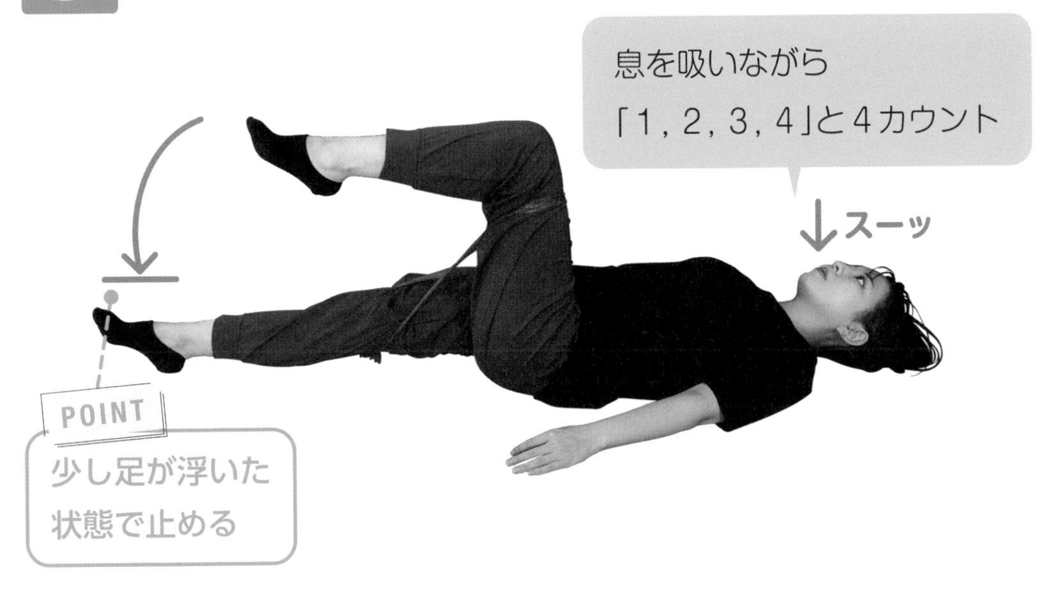

チューブを使ったスロートレーニング❹

下腿全体の筋肉を鍛える運動

実施は片足ずつ行います．手でチューブを握った状態で実施側の足裏にゴムをかけます．股関節を曲げた状態から開始します．

かかとは高い位置で保持することで，より適切な負荷をかけることができます．４カウントで足全体を伸ばし，４カウントで元の位置に戻します．

1 片手でチューブを握って
実施側の足にかける
股関節を曲げた状態で開始

1セット
動画でも確認！
POINT
チューブを握っている手は
動かさずに固定する

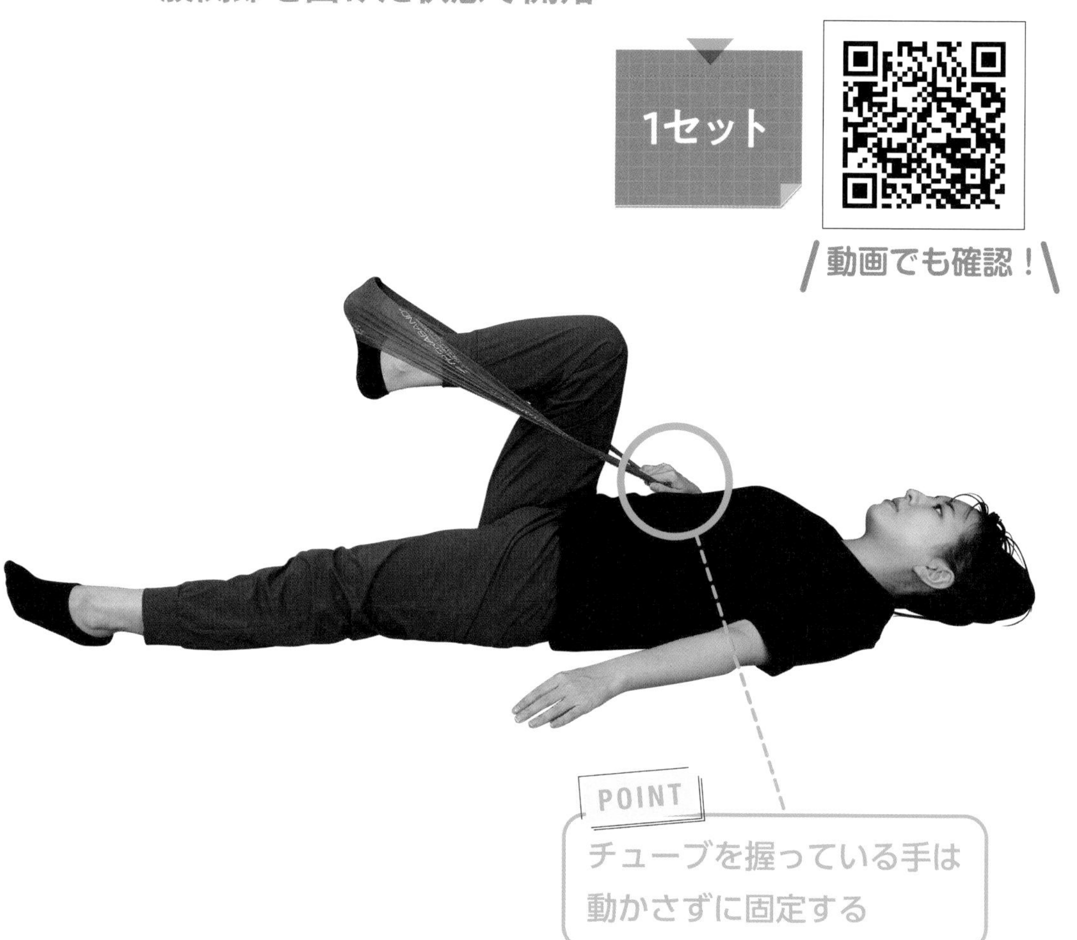

2 4カウントで足全体を伸ばし，4カウントで足を元に戻す

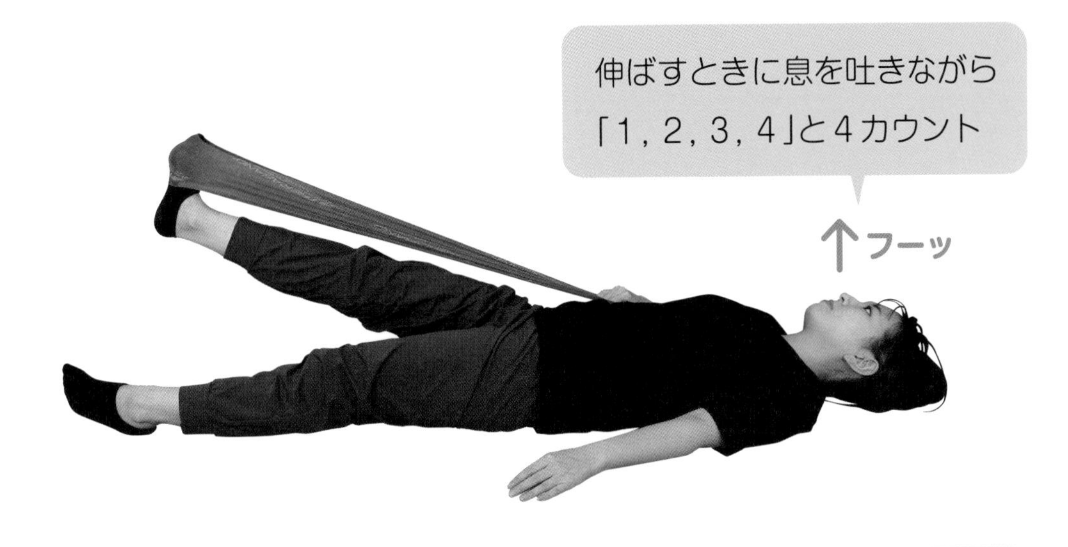

戻すときに息を吸いながら
「1，2，3，4」と4カウント
スーッ

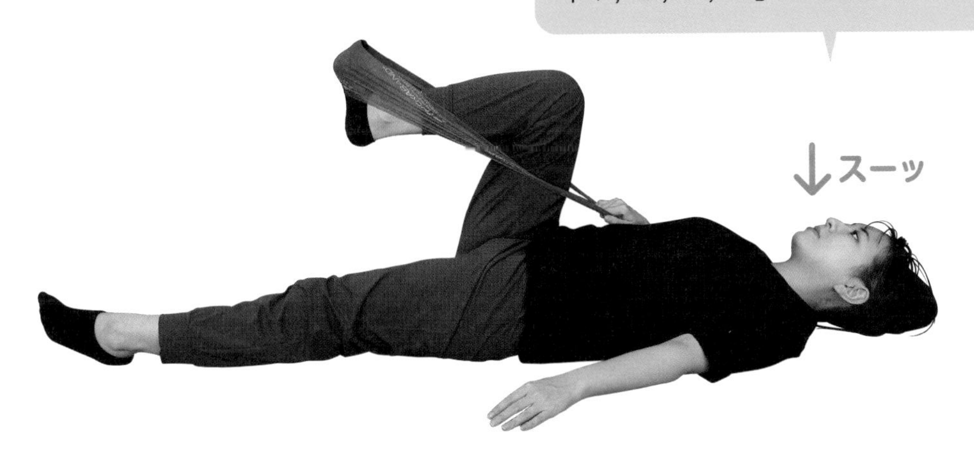

反対側を行うときはチューブを持つ手を逆にします．息を吐きながら4カウントで足を伸ばし，息を吸いながら4カウントで足を元に戻すのは一緒です．足と一緒に手も動いてしまわないように，手はしっかりと固定しましょう．

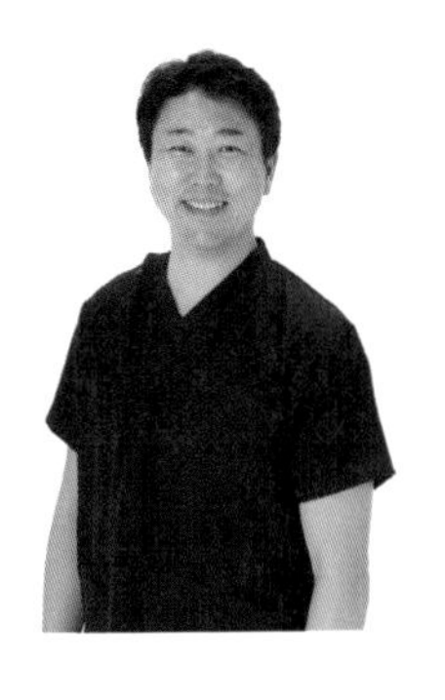

レジスタンストレーニング❶

ブリッジ運動

仰向けに寝ころんだ状態からお尻を上げる運動です．お尻の筋肉や太もものうしろ側の筋肉を鍛えます．

インナーマッスルと呼ばれる身体の深いところに位置している筋肉も鍛えられ，姿勢の改善や歩行の安定にもつながります．

1 頭と肩をしっかり床につけ，腕は体側に置く．ひざは45度の角度に曲げて，足の裏は床につけておく

＼動画でも確認！／

1セット
10回

ひざは45度の角度に
足の裏は床につける
両肩を床につける

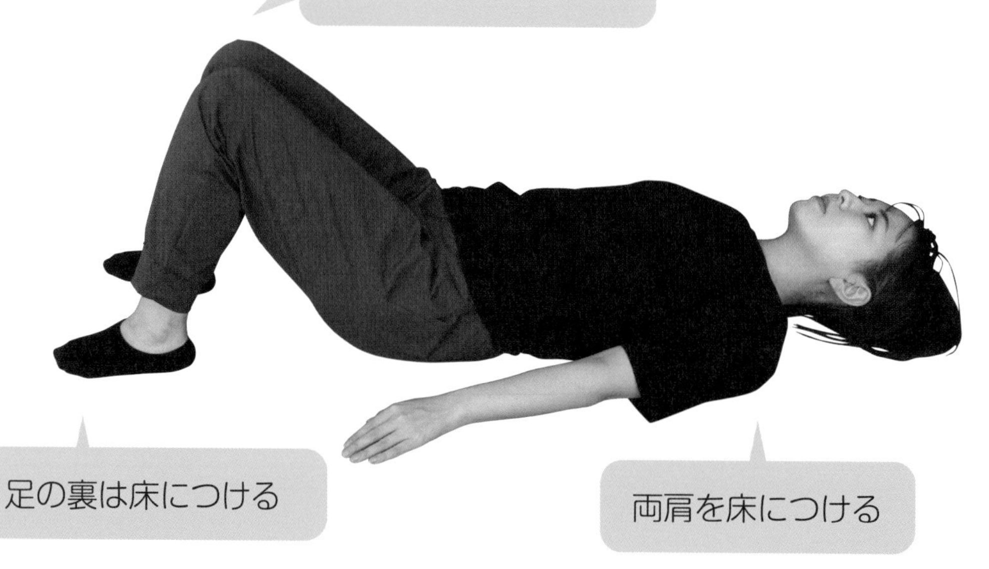

2 ゆっくりとおしりを持ち上げる

POINT

このとき，腰を反らしすぎないように注意しましょう．

息を吐きながら「1・2・3・4」と4カウントでおしりを上げていく

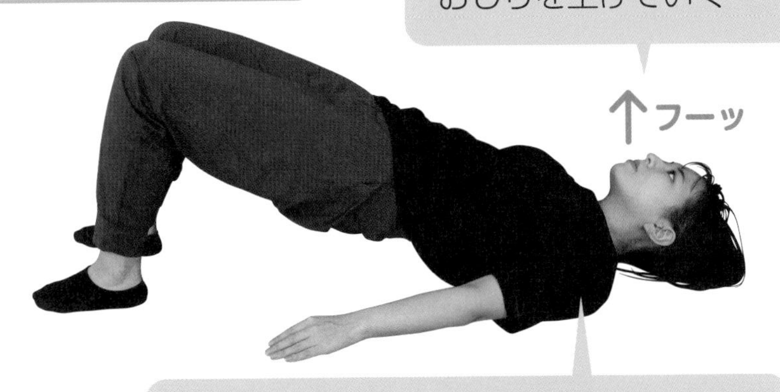

肩からひざまで一直線となるように意識

3 持ち上げたおしりを下ろしていく

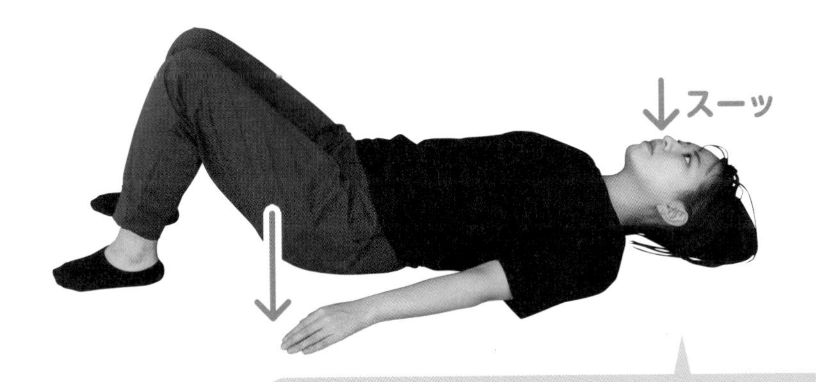

息を吸いながら，「5・6・7・8」と4カウントでおしりをゆっくり下ろす

両足を床につけて行うブリッジ運動で強さが不十分な場合は，次のページで紹介する片足を上げて行う「片足ブリッジ」を行ってみましょう．

［片足ブリッジ］

1 片足のひざを曲げ，反対側の足をひざを伸ばしたまま上げる．そのままおしりをゆっくり持ち上げる

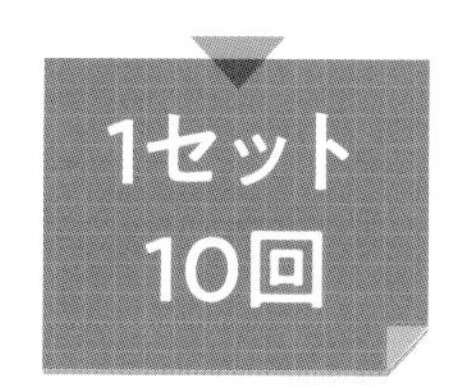

1セット
10回

動画でも確認！

両足のひざの位置がそろう程度まで上げましょう

2 反対の足でも同様に行う

両足での運動に比べ，より大殿筋に負荷をかけることが可能になります

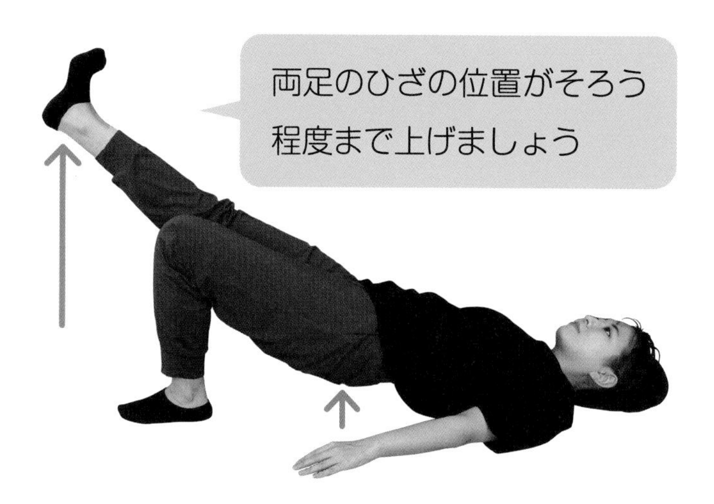

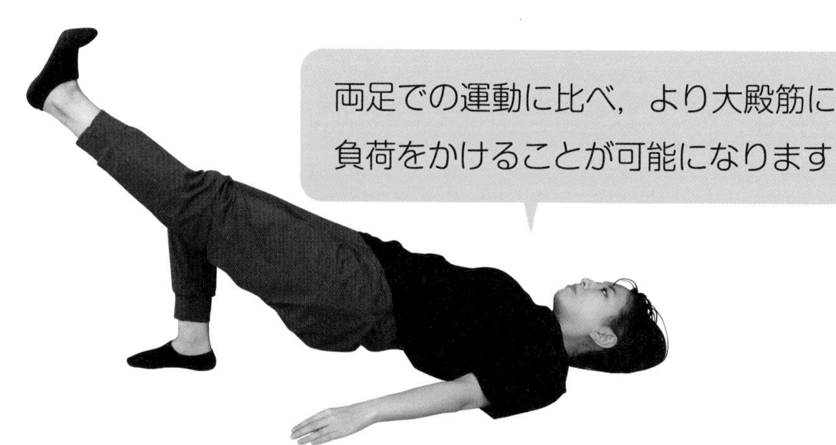

腰の上げ下げのスピードが速くならないように，要注意です！

日常生活ではあまり使われない筋肉に負荷をかけるので，無理をせずに，できる回数からはじめていきましょう！

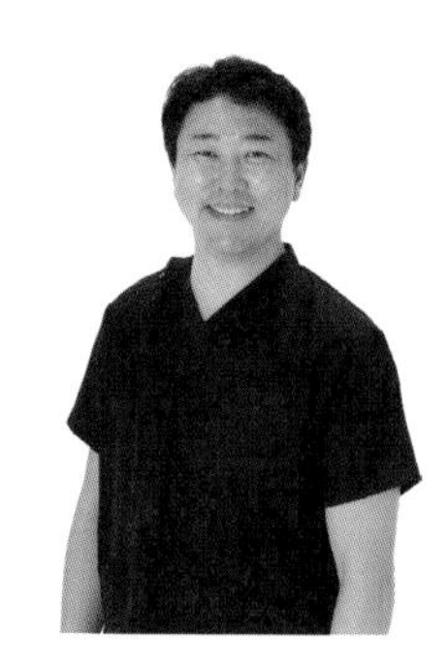

4. 1分ラクラク “ながら体操”

さて，医学的にしっかりとしたエビデンス（根拠）があって言われている運動の効果は以下のものです．

- **1日8,000歩で死亡リスクが半減！**
- **+10分の歩行でロコモ・認知症の発症を8.8％減らす！**
- **1分の片脚立ちで53分の歩行と同等の効果が得られる！**
- **足指を動かすだけで転倒リスクが減る！**
- **脳トレ＆運動で認知症予防！**
- **30分に1回立つだけ！「座りすぎ」のリスクは大きく低下**
- **鍛えたい“最重要筋肉”は『足の筋肉』**

……どうでしょう？

これまで一緒にしてきたトレーニングでももちろんこれらを解消できるものです．

しかし，やはり人間，「楽して健康」が一番です．

どうしても気分がのらない日もあるでしょう．そんなときにオススメしたいのが，日常生活を工夫して無理なく運動できる方法「ラクラクながら体操」！ 1つのトレーニングはたった1分．一緒にやっていきましょう！ **ただし，すべてのトレーニングは無理のない範囲で行ってください．**

家事をしながらエクササイズ 朝バージョン

1 洗顔しながらアキレス腱伸ばし

左右
30秒ずつ

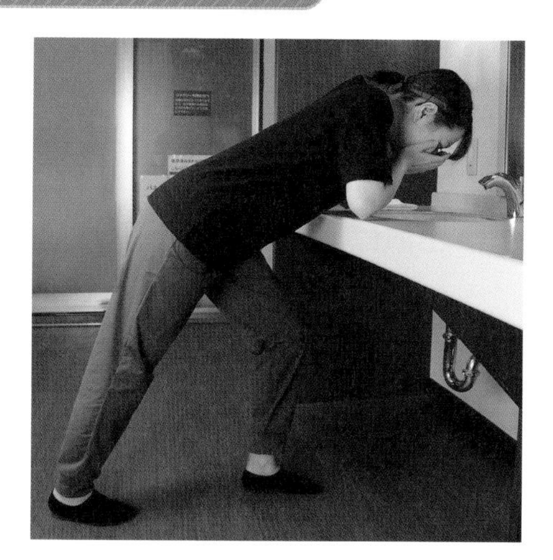

1 足を前後に大きく開きます

2 うしろ足のかかとを床から離さないようにします

POINT

・両足のつま先の方向をそろえる

2 歯みがきしながら太もも伸ばし(前側)

左右
30秒ずつ

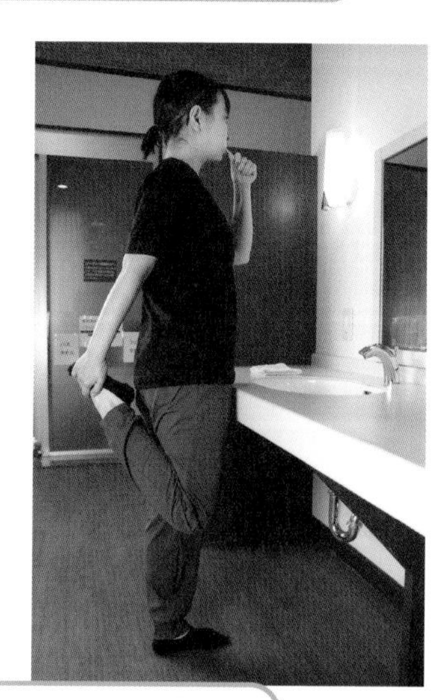

1 片足を曲げてうしろで足首を持ちます

2 そのままうしろに引き寄せます

POINT

・腰が反らないように気をつける(腰痛予防のため)

・バランスが取りにくい場合，壁にもたれて行う(転倒予防)

3 化粧をしながら股関節伸ばし

30秒以上

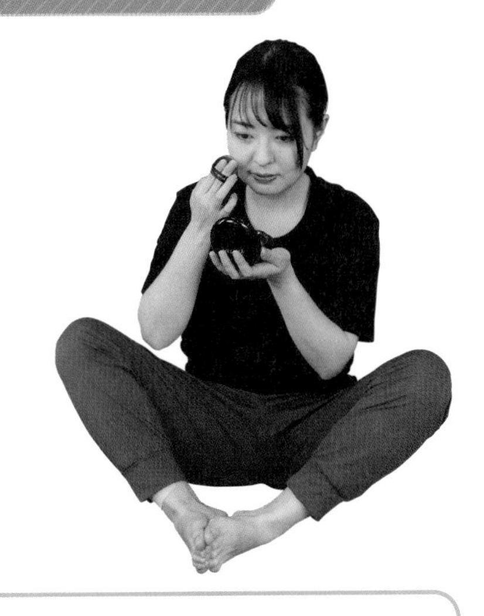

1 両足の足裏どうしを合わせて座ります

2 足は手前に引いておきましょう

POINT

・身体を少し前に倒すと，よりしっかり伸ばすことができる

4 朝食を作りながら，かかとの上げ下ろし

30回×2～3セット（慣れてくるまで1セットでもOK）

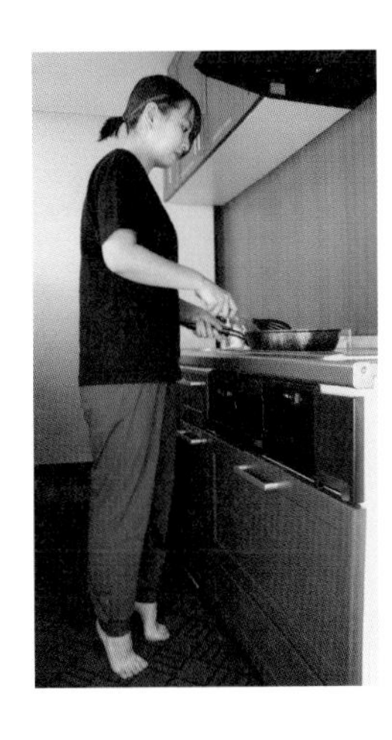

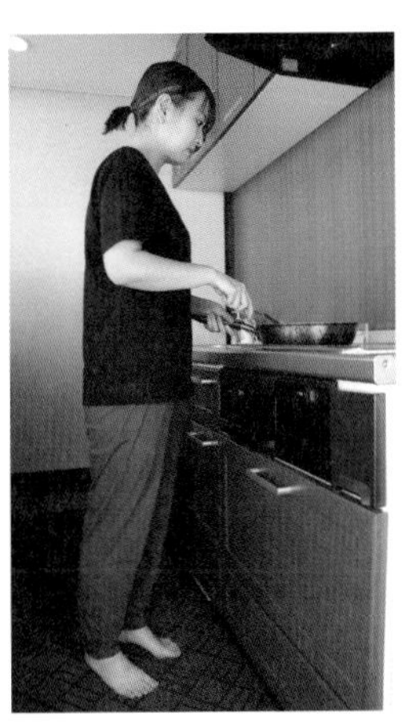

1 かかとを上げます

2 かかとを下ろします

POINT

・足を下すときに，かかとを床につけずに行うと負荷が上がる

5 朝食を食べながら足上げキープ

左右
30秒ずつ

1 片方の足を
まっすぐ伸ばします

2 そのまま床から足を浮かせます
（床と水平になるくらい）

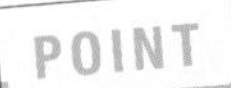

・足のつま先はしっかりと上に向ける
・ひざが曲がらないように注意

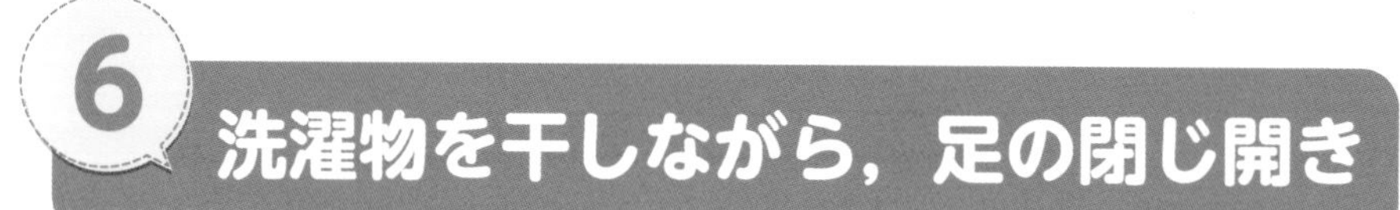

6 洗濯物を干しながら，足の閉じ開き

左右10回ずつ
×
2～3セット

1 片方の足を開く⇔閉じるを
繰り返します

2 足全体を内側に向けた状態
（絞った状態）で行います

POINT

・バランスが取りにくい場合，つかまりながら行う（転倒予防）

掃除機をかけながら太もも伸ばし（うしろ側）

左右
30秒ずつ

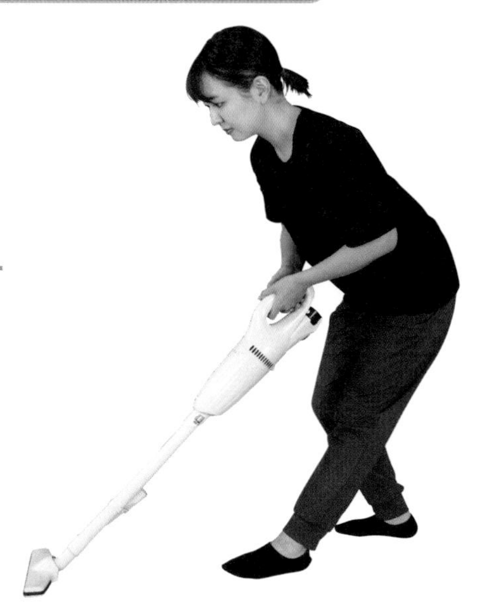

1 足を半歩程度，前後に開きます

2 うしろ側の足はひざを曲げて，
前側の足はひざを伸ばします

3 2の状態で，
おしりをうしろに引きます

POINT
・バランスが取りにくい場合，足幅を開いて行う（転倒予防）

注意！

◇ 身体（とくに，ひざ・腰・足首・ひじなどの関節）に痛みが出た場合は，すぐに中止してください．

◇ すべてに共通していますが，エクササイズ中は呼吸が重要です．呼吸は止めて行わないないようにしてください．

家事をしながらエクササイズ 昼バージョン

1 昼食を作りながら，つま先の上げ下ろし

30回
×
2～3セット

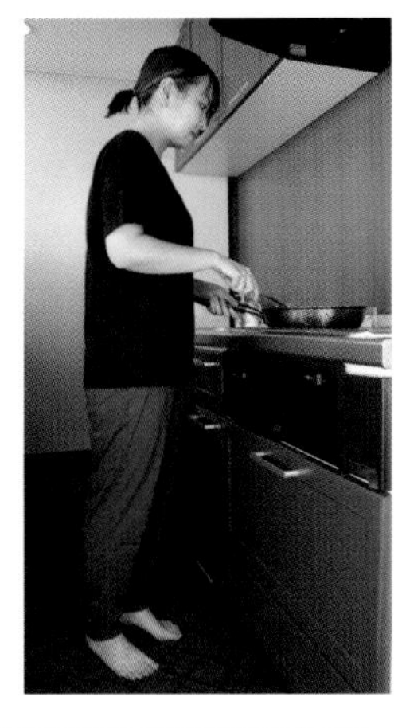

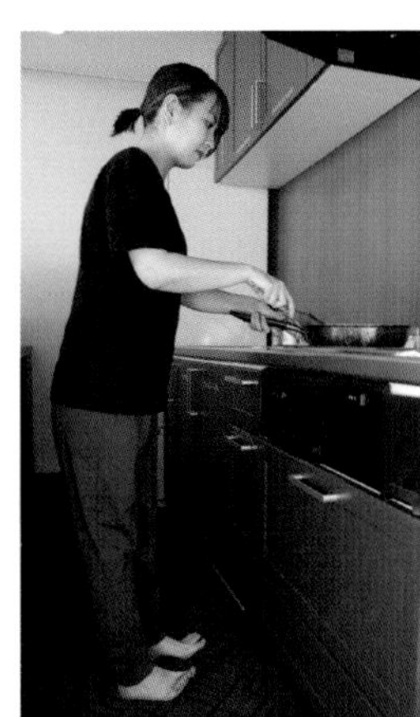

1 両足同時につま先の上げ下ろしをします

POINT

- おしりがうしろに出ないように注意（転倒予防）
- 不安定な場合は，片足ずつ行う

2 昼食を食べながら足上げキープ

30秒×2～3セット

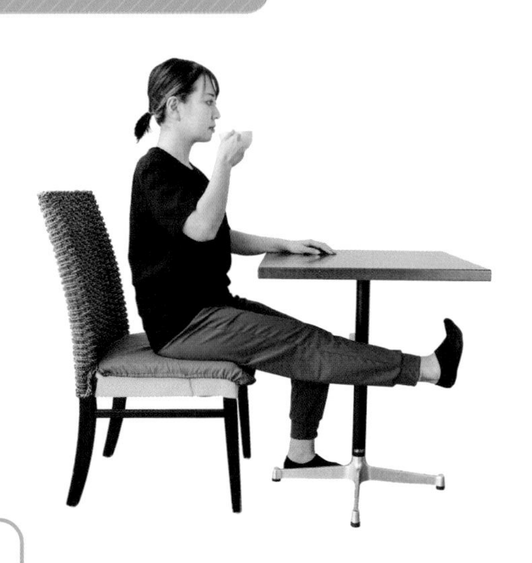

1 片方の足をまっすぐ伸ばします

2 そのまま床から足を浮かせます（床と水平になるくらい）

POINT

- 足のつま先はしっかりと上に向ける
- ひざが曲がらないように注意

3 食器洗いをしながら足をうしろへ

左右10回ずつ×
2～3セット

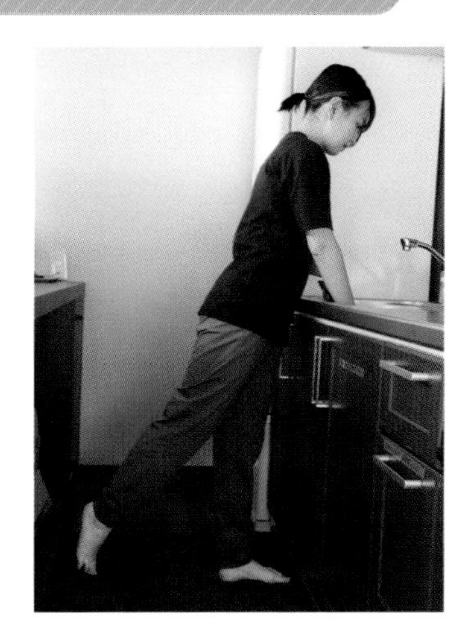

1 片方の足をうしろに
引く⇔戻すを繰り返します

POINT

・猫背にならないようにして行う

4 歯みがきをしながら太もも伸ばし(前側)

左右
30秒ずつ

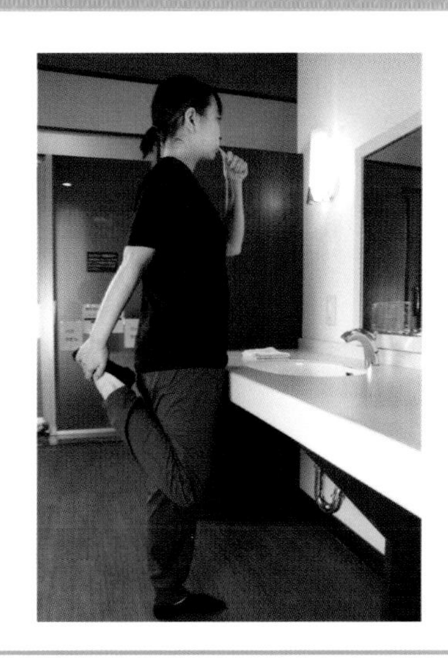

1 片方の足を曲げて，
足首をうしろで持ちます

2 そのままうしろに
引き寄せます

POINT

・腰が反らないように気をつける(腰痛予防のため)
・バランスが取りにくい場合，壁にもたれて行う(転倒予防のため)

5 買い物をしながらウオーキング

10分間以上

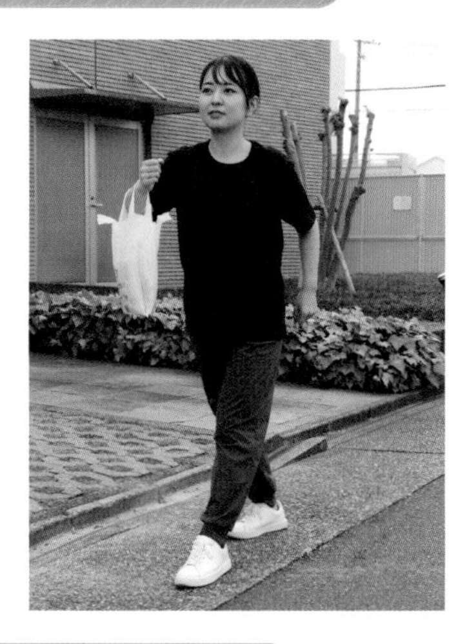

1 買い物の行き帰り，または買い物の途中で余分に歩きます

POINT

・猫背にならないように，しっかり前を向いて歩く

6 レジ待ち，バス停でバス待ち，信号待ちのときに，太もも上げ下ろし

左右30回ずつ

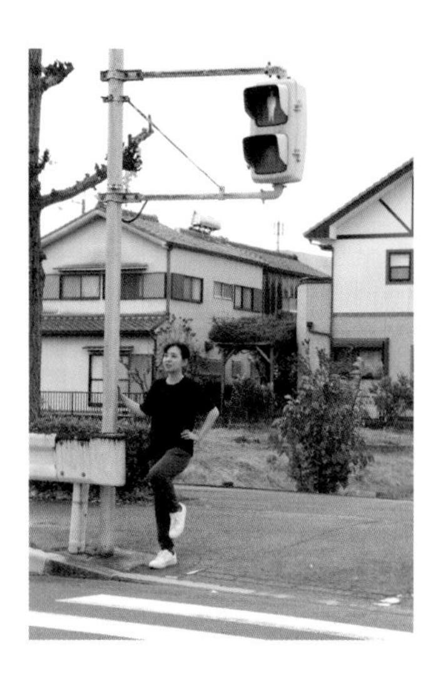

1 バス停，信号機，壁などにつかまります

2 片方の足を上がる高さまで上げて⇔下してを繰り返します

POINT

・腰が反らないように注意（腰痛予防のため）
・支えのある場所で行う（転倒予防ため）

7 テレビを観ながら，ひじの曲げ伸ばし

左右
30秒ずつ

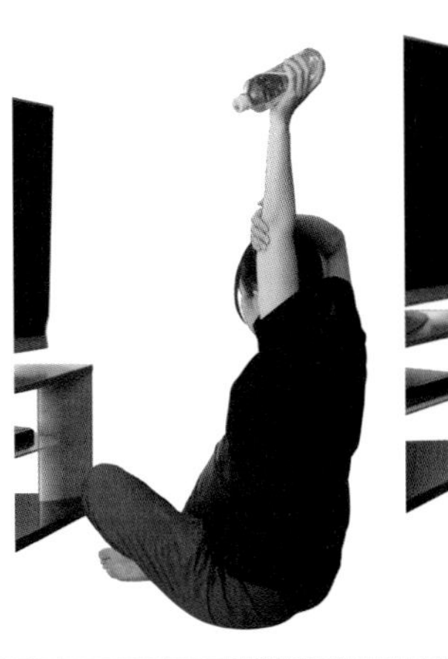

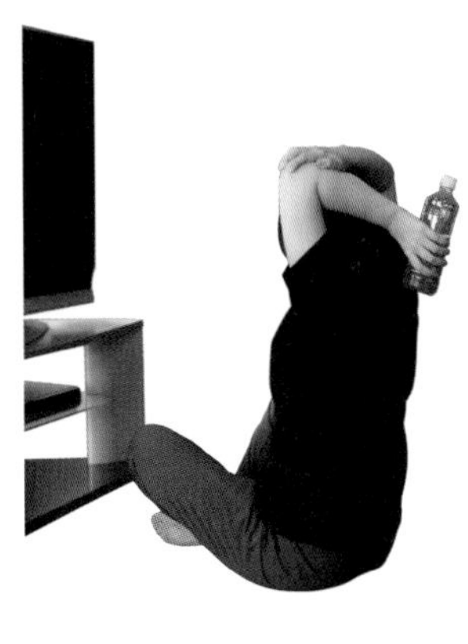

1. 片方の腕をまっすぐ上に伸ばします
2. 反対の手でひじを支えながら，ひじを曲げます

POINT

・ダンベルやペットボトルを持って行うと，より身体負荷が上がる

8 洗濯物をたたみながら開脚ストレッチ

30秒
以上

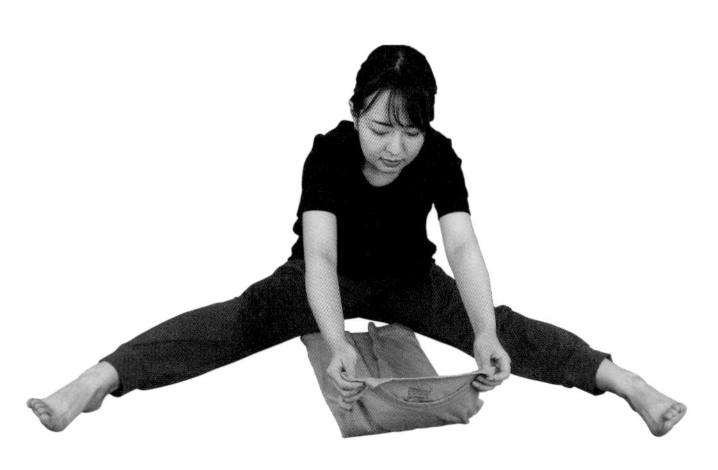

1. 両足を開きます
2. そのまま身体を前に倒します

POINT

ひざが曲がらないように注意

家事をしながらエクササイズ　夕・晩バージョン

1 夕食を作りながら，つま先上げ下ろし

30回
×
2～3セット

1 両足同時につま先の上げ下ろしをします

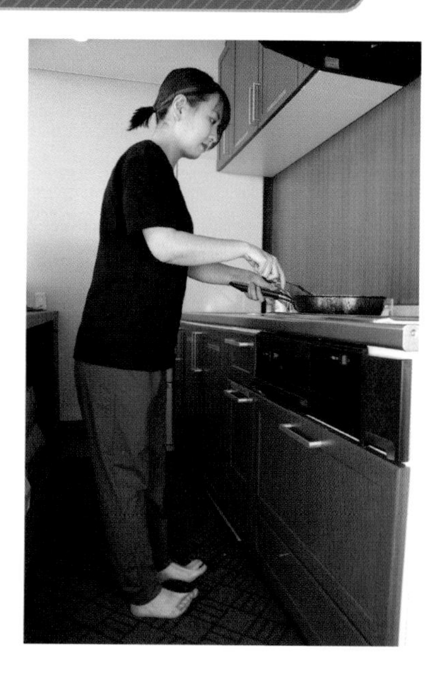

POINT
・おしりがうしろに出ないように注意
・不安定な場合は，片足ずつ行う

2 食事をしながら足上げキープ

30秒
×
2～3セット

1 片方の足をまっすぐ伸ばします

2 そのまま床から足を浮かせます（床と水平になるくらい）

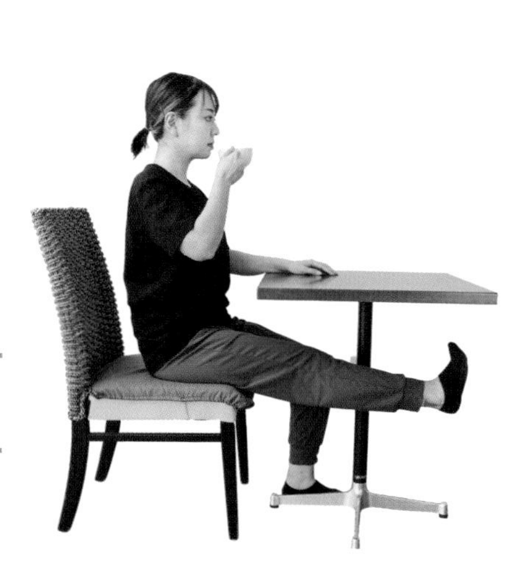

POINT
・足のつま先はしっかり上を向ける

3 食器洗いしながら腹式呼吸

ゆっくり10回×2～3セット

1 鼻から息を吸いながら，おなかを膨らませます

2 口から息を吐きながら，おなかを凹ませます

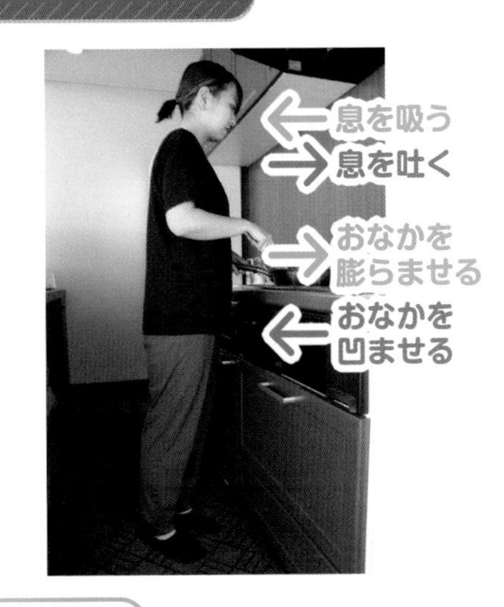

POINT

・フラフラした場合は，すぐに中断し座る

4 入浴しながら足首回し

左右30回ずつ（＋反対回し）

1 浴槽の中で，片足を反対側の手で持ちます

2 足は脱力し，手の力だけで足首を回します

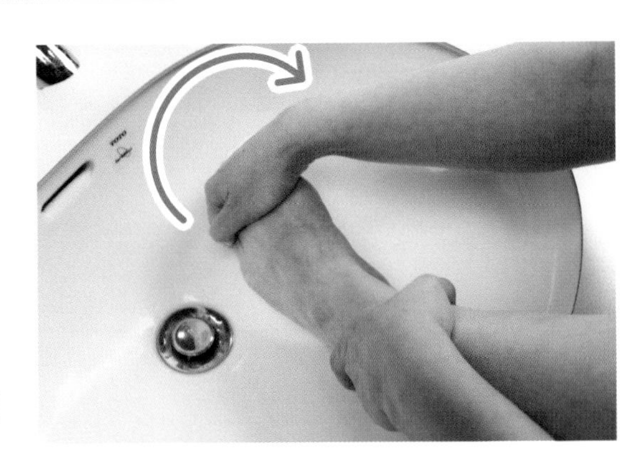

POINT

・足首を軸に，ゆっくり大きく回す
・時計回りと反時計回りを行う

5 ドライヤーをかけながら体前屈

左右30秒ずつ

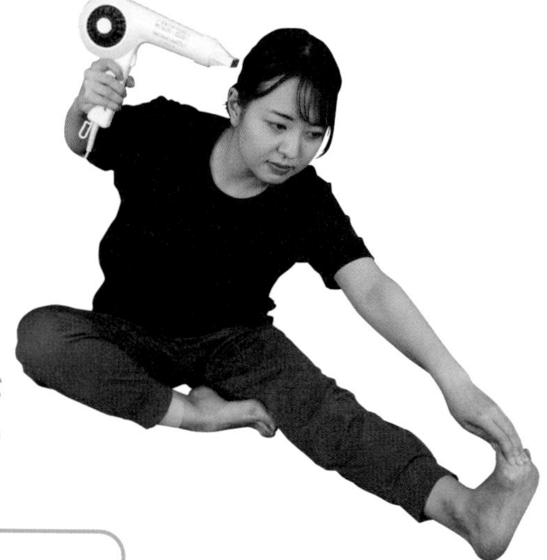

1. 片足を前に伸ばします
2. 反対の足は曲げて足の裏を内ももにつけます
3. 身体を前に倒します．つま先をつかめる場合はつかみましょう

POINT

- ひざが曲がらないように注意
- 足は開かずに，つま先を上に向けて行う
- 息を止めずに，吐きながら行う

6 テレビを観ながら，足指グーパー

10回×2～3セット

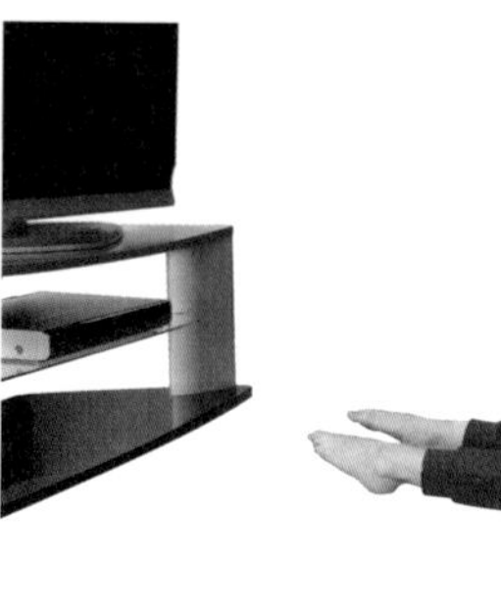

1. 両足の指を曲げてグーにします
2. 両足の指を広げてパーにします

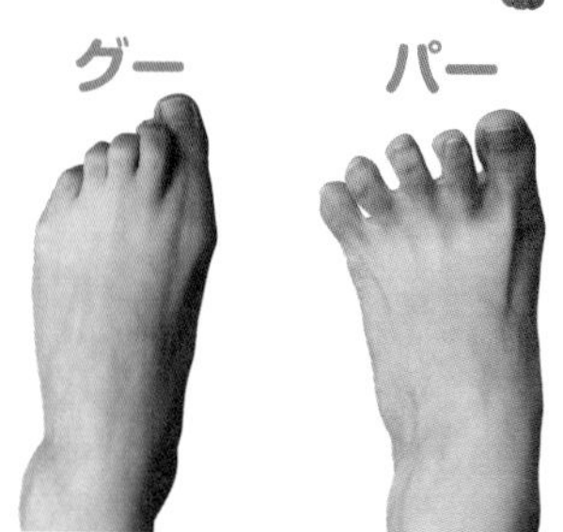

POINT

- 力を入れ過ぎないように注意（下肢つり予防のため）

7 歯みがきをしながら体側伸ばし

左右30秒
以上ずつ

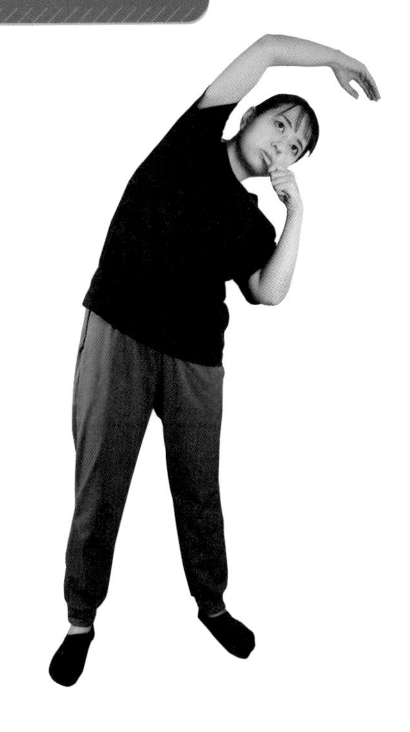

1 両足を開いて立ちます

2 上半身を少しだけ横に倒します

POINT

・上半身を戻すときは，ゆっくり戻す
・すぐに支えられる場所の近くで行う

1日の中で，プラス10分でも身体を動かせると……

死亡リスク	2.8％低下
生活習慣病	3.6％低下
がんの発症	3.2％低下
ロコモ・認知症	8.8％低下
体重	1.5～2.0kg減少（1年の継続で）

厚生労働省：アクティブガイド -健康づくりのための身体活動指針-
http://www.mhlw.go.jp/stf/houdou/2r9852000002xple-att/2r9852000002xpr1.pdf

付属動画の再生方法

お使いのブラウザに，下記の URL を入力するか，下記右の二次元コードを読み込むことで，メニュー画面に入ります．希望の動画を選択し，動画を再生します．

https://gakken-mesh.jp/ashinochokin/

- OS のバージョン，再生環境，通信回線の状況によっては，動画が再生されないことがありますが，ご了承ください．
- 各種のパソコン・端末の OS やアプリの操作に関しては，弊社ではサポートいたしません．
- 通信費などは，ご自身でご負担ください．
- パソコンや端末の使用に関して何らかの損害が生じたとしても，自己責任でご対処ください．
- 動画の配信期間は奥付に示すとおりですが，予期しない事情により，その期間内でも配信を停止する可能性があります．
- 二次元コードリーダーの設定で，OS の標準ブラウザを選択することをお勧めします．
- 動画に関する著作権はすべて株式会社Gakkenにあります．

※閲覧環境：

- パソコン(Windows または Macintosh)
- Android OS 搭載のスマートフォンまたはタブレット端末
- iOS 搭載の iPhone/iPad など

やった分だけ貯まっていく！“貯筋”通帳

	記入例	月	火	水	木	金	土	日
朝	ストレッチ ①〜⑩× 1セット							
昼	ながら体操（昼）×1 ・スクワット ×2							
夕・晩	ながら体操（夕・晩）×1セット							

やった分だけ貯まっていく！ “貯筋”通帳

	記入例	月	火	水	木	金	土	日
朝	ストレッチ ①～⑩× 1セット							
昼	ながら体操 （昼）×1 ・スクワット ×2							
夕・晩	ながら体操 （夕・晩） ×1セット							

やった分だけ貯まっていく！ “貯筋”通帳

	記入例	月	火	水	木	金	土	日
朝	ストレッチ ①〜⑩× 1セット							
昼	ながら体操 (昼) ×1 ・スクワット ×2							
夕・晩	ながら体操 (夕・晩) ×1セット							

やった分だけ貯まっていく！ “貯筋”通帳

	記入例	月	火	水	木	金	土	日
朝	ストレッチ ①〜⑩× 1セット							
昼	ながら体操 （昼）×1 ・スクワット ×2							
夕・晩	ながら体操 （夕・晩） ×1セット							

＜著者略歴＞

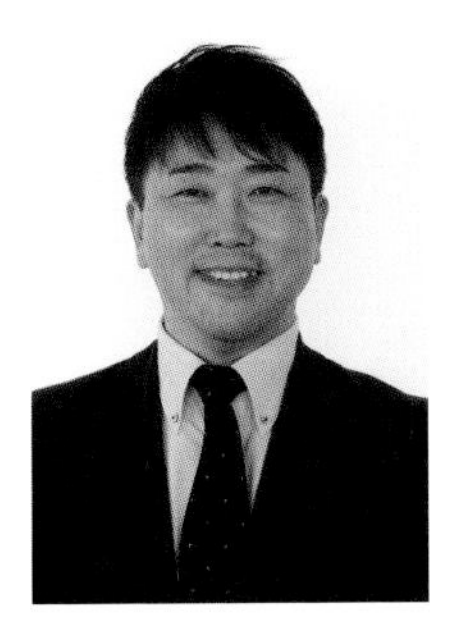

森山善文
Yoshifumi Moriyama

2000年　偕行会 入職
2004年　名古屋市初の「医療法42条運動療法施設 ウェルネスセンター」を開設
2012年　透析患者に対する運動療法の取り組み開始
　　　　（現在偕行会グループの透析施設21施設にて 運動療法の実践・管理を行う）
2013年　名古屋共立病院 リハビリテーション部 部長
2015年　偕行会 透析運動療法統括部 部長
　　　　（名古屋共立病院 リハビリテーション部 部長 兼任）

【資格】
健康運動指導士（健康体力づくり事業財団認定資格）
心臓リハビリテーション指導士（日本心臓リハビリテーション学会認定資格）
腎臓リハビリテーション指導士（日本腎臓リハビリテーション学会認定資格）

【所属学会・研究会】
透析運動療法研究会（世話人）
日本腎臓リハビリテーション学会（代議員）
日本臨床運動療法学会（評議員）
日本透析機能評価研究会（世話人）
日本心臓リハビリテーション学会
日本体力医学会

【教育歴】
2001 ～ 2019年　河合塾学園 トライデントスポーツ医療看護専門学校 非常勤講師兼務
2020年～　インドネシア国立ハサヌディン大学 外国人特別講師（2023年～客員教授）
2023年～　至学館大学 非常勤講師

【研究歴】
2018年　名古屋市立大学医学研究科 医学・医療教育学分野 研究員

【論文（英文）】
- The association between six month intradialytic resistance training and muscle strength or physical performance in patients with maintenance hemodialysis: a multicenter retrospective observational study (RESEARCH ARTICLE)
  Yoshifumi Moriyama, Masahiko Hara, Sae Aratani, Hideaki Ishikawa, Kenichi Kono , Masatake Tamaki BMC Nephrology (2019) 20:172

【学会発表（海外）】
1. American Society of Nephrology (ASN) 2017（第51回米国腎臓学会会議）
   Resistance Training Improves Muscle Strength and Maintained Physical Performance in Patients with Maintenance Hemodialysis. 17.11, New Orleans
2. American Society of Nephrology (ASN) 2017（第51回米国腎臓学会会議）
   Baseline Muscle Strength, Dry Weight and Physical Activity are Associated with Muscle Strengthening of Lower Extremities after 6-Month Resistance Training in Patients with Maintenance Hemodialysis. 17.11, New Orleans

【著書】
はじめてでもやさしい ナースができる透析運動療法．Gakken，2022.

＜監修＞
血管年齢が若返る炭酸浴．幻冬舎，2016.

＜分担執筆＞
加藤明彦編：いまさら訊けない！　CKD患者栄養・運動療法の考えかた、やりかたQ＆A．中外医学社，2016.
西澤良記監，稲葉雅章ほか編：透析運動療法～健康長寿を実現するために～．医薬ジャーナル社，2016.

「寝たきり」「要介護」にならない！　しあわせな老後は、

足の“貯筋”で決まる

足の筋力アップ！１分エクササイズ

2024年1月9日　初版　第1刷発行

編　著　　森山　善文
発行人　　土屋　徹
編集人　　小袋　朋子
発行所　　株式会社Gakken
〒141-8416
東京都品川区西五反田2-11-8
印刷・製本　TOPPAN株式会社

●この本に関する各種お問い合わせ先
本の内容については、下記サイトのお問い合わせフォームよりお願いします。
https://www.corp-gakken.co.jp/contact/
●在庫については Tel 03-6431-1234（営業部）
●不良品（落丁，乱丁）については Tel 0570-000577
学研業務センター
〒354-0045 埼玉県入間郡三芳町上富 279-1
●上記以外のお問い合わせは
Tel 0570-056-710（学研グループ総合案内）

学研グループの書籍・雑誌についての新刊情報・詳細情報は、下記をご覧ください。
学研出版サイト　https://hon.gakken.jp/